Stefanie Panusch

TOP 60 Arzneistoffe Rx

Stefanie Panusch

TOP 60 Arzneistoffe Rx

Stefanie Panusch, Sonthofen

2., überarbeitete und erweiterte Auflage

Deutscher Apotheker Verlag

Zuschriften an
lektorat@dav-medien.de

Anschrift der Autorin
Stefanie Panusch, geb. Hendschler
Soldanellenweg 28
87527 Sonthofen

Bibliografische Information der Deutschen Nationalbibliothek
Die Deutsche Nationalbibliothek verzeichnet diese Publikation in der Deutschen Nationalbibliografie; detaillierte bibliografische Daten sind im Internet unter https://portal.dnb.de abrufbar.

Für eine optimale Lesbarkeit wurde die männliche Form verwendet;
sie steht für männlich, weiblich und divers.

2., überarbeitete und erweiterte Auflage 2021
ISBN 978-3-7692-7825-5 (Print)
ISBN 978-3-7692-7900-9 (E-Book, PDF)

Birkenwaldstraße 44, 70191 Stuttgart
www.deutscher-apotheker-verlag.de

Printed in Poland

Satz: primustype Hurler GmbH, Notzingen
Druck und Bindung: Drukarnia Dimograf, Bielsko-Biała
Umschlagabbildung: BestForYou/stock.adobe.com
Umschlaggestaltung: deblik, Berlin

Vorwort

Ich freue mich sehr, dass die „Top 60 Arzneistoffe Rx" so großen Anklang gefunden haben, dass das Werk nun schon in der zweiten Auflage erscheinen kann. Nicht, dass Sie sich wundern: Mein Nachname hat sich seit meiner Heirat im letzten Jahr geändert, ansonsten bin ich noch die Gleiche.
Anbei ein paar Worte dazu, was mich bewegt hat, dieses Buch zu schreiben:
Ich erinnere mich noch gut an meine ersten Wochen und Monate in der Apotheke. So ein großes theoretisches Wissen hatte ich mir während des Pharmazie-Studiums angeeignet. Und nun standen sie vor mir, die Kunden mit den Rezepten über Amlodipin, Ramipril und Co. ...
In der Theorie hatte ich das Wissen. Aber was davon ist wichtig für den Beratungsalltag und was kann ich dem Patienten an relevanten Informationen mit auf den Weg geben, ohne dass er überfordert die Augen verdreht und schnell das Weite sucht? Damals wäre ich froh über eine kleine Zusammenstellung der wichtigsten Arzneistoffe gewesen, welche das Beratungswissen kompakt und am Praxisbedarf orientiert beschreibt.
Das Werk „Top 60 Arzneistoffe Rx" soll genau das sein: Eine nützliche Hilfestellung bei der Beratung in der Apotheke für Berufsanfänger, für Wiedereinsteiger und selbst für alte Hasen, die schon lange im Beruf stehen. Es beinhaltet die „Top 60" der verschreibungspflichtigen Arzneistoffe aus dem Jahr 2020. Das Ranking wurde freundlicherweise von IQVIA zur Verfügung gestellt und stellt die 60 führenden Wirkstoffe/Wirkstoffkombinationen nach Absatz im deutschen Apothekenmarkt dar.
Im ersten Teil eines jeden Profils finden sich Informationen, die direkt an den Patienten gerichtet sind, wie Hinweise zu Wirkung, Einnahme, UAW und Lebensführung. Im zweiten Teil befindet sich das Hintergrundwissen, welches PTA und Apotheker im Hinterkopf behalten sollten, wie Indikation, Dosierung, Interaktionen und – heutzutage auch sehr wichtig – die Adhärenz eines Arzneimittels.

Die im Werk aufgeführten Informationen und Hinweise sind eine Auswahl der mir als Apothekerin relevant erscheinenden Informationen und damit nicht vollständig. Vollständige Angaben zu den jeweiligen Arzneistoffen sollten den Gebrauchsinformationen bzw. den Fachinformationen entnommen werden.

Ich möchte allen danken, die mich bei der Erstellung dieses Werks unterstützt haben. Mein besonderer Dank gilt dem Deutschen Apotheker Verlag, insbesondere meiner Ansprechpartnerin Jael Schüle und meiner ehemaligen Ansprechpartnerin Antje Piening, die mir bei der Ausarbeitung des Top 60-Konzepts eine wertvolle Hilfe waren und mir stets mit Rat und Tat zur Seite standen. Außerdem möchte ich mich herzlich bei meinen Kolleginnen Dr. Kirsten Lennecke und Kirsten Hagel bedanken. Bedanken möchte ich mich ebenfalls bei Rita Carius von IQVIA und bei Dr. Maria Verheesen vom Bundesverband der Arzneimittel-Hersteller e. V. für die wertvolle Hilfe bei der Ermittlung der Top 60 der verschreibungspflichtigen Arzneistoffe. Ein herzliches Dankeschön gilt meinem Mann und meiner Familie, die mich bei der Ausarbeitung des Werks stets unterstützt und ermutigt haben sowie meiner Freundin Dr. Carmen Fritz, die mir in rechtlichen Fragen zur Seite stand.

Über Rückmeldungen, Korrekturen, Anmerkungen und Ergänzungen freue ich mich sehr.

Sonthofen, im Sommer 2021 Stefanie Panusch

Inhaltsverzeichnis

Abkürzungsverzeichnis

ACE-Hemmer	Angiotensin-Converting-Enzym-Hemmer
AM	Arzneimittel
ASS	Acetylsalicylsäure
BMI	Body-Mass-Index
COPD	chronisch obstruktive Lungenerkrankung
COX	Cyclooxygenase
CT	konventionelle Insulintherapie
d	Tag(e)
ED	Einzeldosis/-dosen
GABA	γ-Aminobuttersäure
h	Stunde(n)
HCT	Hydrochlorothiazid
HDL-Cholesterin	high density lipoprotein | „gutes" Cholesterin
HNO	Hals-Nasen-Ohren
HWZ	Halbwertszeit
IA	Interaktion(en)
ICT	intensivierte konventionelle Insulintherapie
I. E.	Internationale Einheiten
i. m.	intramuskulär
INR-Wert	International Normalized Ratio
i. v.	intravenös
J	Jahr(e)
KG	Körpergewicht
KOK	kombinierte orale Kontrazeptiva

LE	Lungenembolie
MAO-Hemmer	Monoaminooxidase-Hemmer
M/D-Beschwerden	Magen-Darm-Beschwerden
msr.	magensaftresistent(e)
Mon	Monate
MTX	Methotrexat
MUPS	Multiple Unit Pellet System
MUT	Multiple Unit Tablet
NSAID	nichtsteroidale Antiphlogistika
PPI	Protonenpumpenhemmer
QT-Zeit/-Intervall	Messgröße bei der Auswertung eines Elektrokardiogramms | Zeitintervall vom Anfang des QRS-Komplexes bis zum Ende der T-Welle
SSRI	selektive Serotonin-Wiederaufnahmehemmer
STEMI	ST-Hebungs-Myokardinfarkt
TD	Tagesdosis/-dosen
TVT	tiefe Venenthrombose
UAW	unerwünschte Arzneimittelwirkung(en)
Vag.-Creme	Vaginalcreme
VKA	Vitamin K-Antagonisten
VTE	venöse Thromboembolie
Wo	Woche(n)
WS	Wirkstoff(e)
WW	Wechselwirkung(en)
ZNS	Zentralnervensystem

Erklärung der Piktogramme

 Angststörung

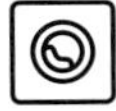 Arteriosklerose

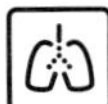 Asthma

 Bakterielle Infektion

 Blutgerinnung

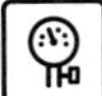 Bluthochdruck

 Depression

 Diabetes mellitus

 Entzündung

 Epilepsie

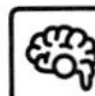 Erkrankungen des Gehirns, z. B. Alzheimer/Parkinson

 Erkrankungen der Harnwege

 Fieber

 Funktionsstörung der Schilddrüse

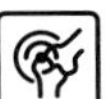 Gelenkschmerzen

 Gicht

 Herzerkrankungen

 Juckreiz

 Migräne

 Osteoporose

 Schlafstörung

 Schmerzen

 Sodbrennen

 Übelkeit

 Hormonelles System/ Geschlechtshormone

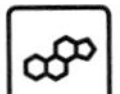 Wirkstoff aus der Gruppe der Glucocorticoide

Allopurinol

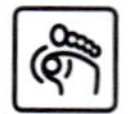

Präparate Allopurinol HEXAL®, Allopurinol-ratiopharm®, Allopurinol STADA® und weitere Generika

Patientengespräch

Wirkung Allopurinol vermindert die Harnsäurebildung im Körper. Dadurch sinkt der Harnsäurespiegel im Urin, wodurch der Bildung von Harnsteinen aus Harnsäure und Calciumoxalat entgegengewirkt wird. Außerdem werden die Harnsäurewerte in anderen Körperflüssigkeiten wie Blut und Gewebeflüssigkeit gesenkt und somit schmerzhafte Ablagerungen von Harnsäurekristallen in den Gelenken (Gicht) vermieden.

Einnahme 1 × tgl. unzerkaut mit ausreichend Flüssigkeit nach einer Mahlzeit.

UAW Häufig M/D-Beschwerden, Hautreaktionen.
Vorsicht: In der Einstellungsphase sind Gichtanfälle möglich, da Harnsäureablagerungen aufgelöst werden.
Bei Hautreaktionen mit Hautjucken AM absetzen und Arzt aufsuchen: Gefahr von schweren generalisierten Hautreaktionen.

Lebensführung

- Meiden von Alkohol, Innereien, Hülsenfrüchten und geräuchertem Fisch oder gebratenem Fleisch (d. h. max. 100–150 g Fleisch/Wurst/Fisch pro Tag).
- Gewicht normalisieren und auf körperliche Bewegung achten.
- Viel trinken (bei Harnsäuresteinen: Ausscheidung von mind. 2 l Urin/d).

Hinterkopf

Indikation Gicht, erhöhte Harnsäurespiegel im Blut.

Dosierung 100–300 mg tgl. (max. 800 mg/d), in der ärztlichen Therapie meist Dauermedikation.

Interaktionen **Vorsicht:** Unter gleichzeitiger Einnahme von ACE-Hemmern besteht ein erhöhtes Leukopenierisiko.
Verstärkte Blutungsneigung bei der Einnahme oraler Antikoagulanzien. Purinantagonisten (z. B. Azathioprin) werden verzögert abgebaut, wodurch das Intoxikationsrisiko steigt. Unter gleichzeitiger Therapie mit Ampicillin und Amoxicillin kommt es vermehrt zu Hautausschlägen.

Verbesserung der Adhärenz Kombinationspräparate für verbesserte Wirkung und vereinfachte Einnahme: mit 20 mg Benzbromaron (Allopurinol-ratiopharm® comp. 100 mg/20 mg Tbl.).

Amlodipin

 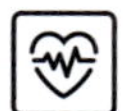

Präparate Norvasc®, Amlodipin-CT, Amlodipin-ratiopharm® und weitere Generika

Patientengespräch

Wirkung Amlodipin führt zu einer Erschlaffung von Gefäßwänden, wodurch der Blutdruck gesenkt wird. Das Herz muss das Blut gegen einen geringeren Widerstand in den Kreislauf pumpen, was die Herzarbeit entlastet. Das Herz schlägt ruhiger.

Einnahme 1 × tgl. unzerkaut mit ausreichend Flüssigkeit unabhängig von einer Mahlzeit.

UAW Vor allem zu Therapiebeginn Hautrötung mit Wärmegefühl (Flush), Schläfrigkeit, Schwindel, Kopfschmerzen, vom Patienten selbst als ungewöhnlich wahrgenommene Herzaktionen, M/D-Beschwerden.

Lebensführung

- Auf gesunde Ernährung achten und Übergewicht auf BMI < 25 reduzieren, Kochsalzkonsum (max. 5–6 g/d) und Alkoholkonsum (max. 20 g/d bei Männern und max. 10 g/d bei Frauen) einschränken.
- Regelmäßige Bewegung, z. B. moderates dynamisches Training für mind. 20 min an 5–7 d/Wo.
- Nicht rauchen.

⚭ Hinterkopf

Indikation Bluthochdruck und koronare Herzkrankheit (KHK); als Dihydropyridin vom Nifedipin-Typ einer der am häufigsten verordneten Calciumantagonisten.

Dosierung 5–10 mg tgl., regelmäßige Einnahme nötig.

Interaktionen **Vorsicht:** Als CYP3A4-Inhibitor WW mit anderen CYP3A4-Inhibitoren (z. B. Grapefruit(saft), Diltiazem) oder CYP3A4-Induktoren (z. B. Carbamazepin) möglich.
Verstärkte Wirkung von Simvastatin als CYP3A4-Substrat (erhöhtes Risiko einer Myopathie).

Verbesserung der Adhärenz

- Kombinationspräparate für verbesserte Wirkung und vereinfachte Einnahme: u. a. mit Ramipril (Ramipril HEXAL® plus Amlodipin), Bisoprolol (Biramlo®), Valsartan u. HCT (Dafiro®, Exforge®) oder Olmesartan u. HCT (Sevikar®, Vocado®).
- Amlodipin ist als Mesilat- und Besilatsalz im Handel (die Wirkung ist gleichwertig, sie dürfen gegeneinander ausgetauscht werden).

Amoxicillin

Präparate Infectomox®, Amoxicillin ARISTO®, Amoxicillin AL und weitere Generika

Patientengespräch

Wirkung Das Breitbandpenicillin Amoxicillin zählt zu den Aminopenicillinen und tötet Bakterien ab, indem es den Aufbau der Bakterienzellwand hemmt. Dadurch wird die äußere Hülle der Bakterien geschwächt und kann platzen. Amoxicillin kann jedoch nur bei Bakterien eingreifen, bei denen die Hülle gerade entsteht oder umgebaut wird, also während dem Wachstum oder der Vermehrung durch Zellteilung.

Einnahme Regelmäßig möglichst alle 8 h unabhängig von den Mahlzeiten unzerkaut einnehmen, magenempfindliche Patienten können Amoxicillin während einer Mahlzeit einnehmen; Anwendungsdauer 7–10 d, mind. jedoch 2–3 d über das Abklingen der Krankheitssymptome hinaus.

UAW Sehr häufig M/D-Beschwerden.
Vorsicht: Bei langanhaltenden, schweren Durchfällen Arzt aufsuchen: Gefahr einer pseudomembranösen Kolitis.
Allergische Reaktionen (Exanthem bis Schock) können sofort bei Therapiebeginn und innerhalb von Tagen bis Wochen während oder nach der Therapie auftreten. Bei ersten Anzeichen (meist Hautrötung und Nesselausschlag gefolgt von Fieber und Atemnot) Therapie unterbrechen und sofort Arzt aufsuchen.

Lebensführung
Während der Therapie sollte sich der Patient schonen, keinen Sport treiben, viel trinken, ausreichend schlafen und auf eine gesunde Ernährung achten.

Hinterkopf

Indikation Infektionen im HNO-Bereich, im Bereich der Niere, Galle und Gallenwege, der Haut und Weichteile.

Dosierung Erw. und Kinder > 12 J: 1500–3000 mg tgl. aufgeteilt in 2–4 ED für 7–10 d, Kinder: nach KG und Schweregrad der Infektion aufgeteilt in 2–4 ED für 7–10 d.
WS ist in Form von Tbl., Brausetbl. und Saft im Handel erhältlich.

Interaktionen Vorsicht: Orale Kontrazeptiva werden in ihrer Wirkung abgeschwächt. Tetracycline, Makrolid-Antibiotika und Sulfonamide werden in ihrer Wirkung verstärkt ebenso wie Digoxin und orale Antikoagulanzien. Bei Komb. mit Allopurinol können verstärkt Hautreaktionen auftreten. Diuretika schwächen die Wirkung von Amoxicillin ab.

Verbesserung der Adhärenz

- Kombinationspräparate für verbesserte Wirkung und vereinfachte Einnahme: mit Clavulansäure (Augmentan®, Amoxi Clavulan STADA®). Clavulansäure hemmt die bakteriellen Betalaktamasen (bakterielle Enzyme, die in der Lage sind, Amoxicillin unwirksam zu machen) und stellt die antibiotische Aktivität von Amoxicillin wieder her,
- mit Clarithromycin und Pantoprazol (Zacpac®) oder Clarithromycin und Omeprazol (Omep® Plus Amoxicillin Plus Clarithromycin) als Tripel-Therapie zur Eradikation des Helicobacter pylori.
- Hinweis für den Patienten:
  Der WS besitzt einen spezifischen Eigengeruch.

Apixaban

Präparate Eliquis®

Patientengespräch

Wirkung Apixaban ist ein Arzneistoff zur Hemmung der Blutgerinnung. Der Wirkstoff hemmt den Blutgerinnungsfaktor Xa und unterbricht die Gerinnungskaskade, wobei sowohl die Bildung von Thrombin, einem Enzym, das bei der Blutgerinnung eine wichtige Rolle spielt, als auch die Entstehung von Blutgerinnseln gehemmt wird.

Einnahme 2 × tgl. regelmäßig und konsequent einnehmen. Tbl. können auch zerstoßen und in Wasser/Apfelsaft gelöst oder mit Apfelmus gemischt und dann sofort eingenommen werden.

UAW Häufig Blutungen/Hämatome, Übelkeit, Anämie und Kontusion (Prellung).
Vorsicht: Bei Blutungen umgehend Arzt informieren. Absetzen von Apixaban 48 Std. vor chirurgischen Eingriffen.

Lebensführung

- Antikoagulanzien-Ausweis mitführen und anstehende Operationen, Zahnarztbesuche und andere ärztliche Maßnahmen vorher besprechen.

Hinterkopf

Indikation NOAK (nicht-Vitamin-K-antagonistisches orales Antikoagulans) zur

- Prophylaxe venöser Thromboembolien (VTE) bei erwachsenen Patienten nach elektiven Hüft- oder Kniegelenkersatzoperationen.
- Prophylaxe von Schlaganfällen und systemischen Embolien bei erwachsenen Patienten mit nicht-valvulärem Vorhofflimmern (NVAF) und einem oder mehreren Risikofaktoren, wie Schlaganfall oder TIA

(transitorische ischämische Attacke) in der Anamnese, Alter ≥ 75 Jahren, Hypertonie, Diabetes mellitus und symptomatische Herzinsuffizienz (NYHA Klasse ≥ II).

- Behandlung von tiefen Venenthrombosen (TVT) und Lungenembolien (LE).
- Prophylaxe von rezidivierenden TVT und LE bei Erwachsenen.

Dosierung Prophylaxe venöser Thromboembolien nach elektiven Hüft- o. Kniegelenkersatzoperationen: 2 × tgl. 2,5 mg; Prophylaxe von Schlaganfällen und system. Embolien bei Vorhofflimmern: 2 × tgl. 5 mg; Prophylaxe von rezidivierenden tiefen Venenthrombosen und Lungenembolien: initial 2 × tgl. 5 mg o. mit einem anderen Antikoagulans für 6 Monate, danach 2 × tgl. 2,5 mg Apixaban; Therapie einer akuten tiefen Venenthrombose und Lungenembolie: initial 2 × tgl. 10 mg für 7 d, dann 2 × tgl. 5 mg.
Vorsicht: Dosisanpassungen im höheren Alter und bei KG < 60 kg.

Interaktionen **Vorsicht:** CYP3A4-Inhibitoren und P-Glykoprotein-Inhibitoren wie Naproxen und Chinidin steigern die Apixaban-Wirkung, CYP3A4-Induktoren und P-Glykoprotein-Induktoren schwächen die Apixaban-Wirkung ab. Andere Antikoagulanzien sind kontraindiziert. NSAID, TAH (Thrombozytenaggregationshemmer), Thrombolytika, Dextrane und Sulfinpyrazon erhöhen das Blutungsrisiko.

Sonstiges **Vorsicht:** Da Apixaban noch relativ neu auf dem Markt ist und ein signifikantes Risiko für schwere Blutungsereignisse besteht, unterliegt es einer zusätzlichen Überwachung. Dies ermöglicht eine schnelle Identifizierung neuer Erkenntnisse über die Sicherheit. Angehörige von Gesundheitsberufen sind aufgefordert, jeden Verdachtsfall einer Nebenwirkung zu melden.

Hilfreich für die praktische Anwendung sind die für jedes NOAK mit dem BfArM abgestimmten Schulungsmaterialien, erkennbar an der „Blauen Hand“. Hier finden Ärzte, Apotheker und die Patienten Informationen zur korrekten Umstellung von oder auf VKA (Vitamin K-Antagonisten), zum Vorgehen bei elektiven und bei Notfall-Eingriffen sowie bei Überdosierung und Blutungen.

Atorvastatin

Präparate Sortis®, Atorvastatin -1 A Pharma®, Atorvastatin ARISTO® und weitere Generika

Patientengespräch

Wirkung Das Statin senkt den Blutfettspiegel, indem es die körpereigene Cholesterinherstellung aus der Nahrung hemmt. Dadurch wird im Folgenden mit der Nahrung aufgenommenes und weniger vom Körper selbst hergestelltes Cholesterin von der Leber aufgenommen, dort verarbeitet und anschließend ausgeschieden. Der Anteil an in der Blutbahn zirkulierenden Fetten wird somit reduziert und deren Anlagerung an die Gefäßinnenwände vermindert. Die Zusammensetzung der Blutfette wird außerdem zugunsten der besser verträglichen Variante (HDL-Cholesterin) verschoben.

Einnahme 1 × tgl. unzerkaut mit ausreichend Flüssigkeit unabhängig von einer Mahlzeit.

UAW M/D-Beschwerden, Kopfschmerzen, Müdigkeit, Schlafstörungen, Juckreiz, Mundtrockenheit, Überempfindlichkeitsreaktionen, Myalgien und Myopathien.
Vorsicht: Bei Muskelschmerzen, -krämpfen oder -schwäche bes. in Komb. mit allgemeinem Unwohlsein oder Fieber Arzt aufsuchen. Gefahr der Rhabdomyolyse (Auflösung der quergestreiften Muskulatur).

Lebensführung

- Auf gesunde, cholesterinarme und fettmodifizierte Ernährung achten und Übergewicht auf BMI < 25 reduzieren.
- Regelmäßige Bewegung, z. B. moderates dynamisches Training für mind. 20 min an 5–7 d/Wo.
- Nicht rauchen.

Hinterkopf

Indikation Erhöhte Blutfettwerte (Cholesterinspiegel) und Prävention von Herzinfarkt und Schlaganfällen bei erhöhten Cholesterinwerten.

Dosierung 10–80 mg tgl., langfristige, regelmäßige Einnahme erforderlich. Obwohl die körpereigene Cholesterinproduktion abends höher ist, muss das Atorvastatin im Gegensatz zu Simvastatin nicht abends eingenommen werden, da es eine längere Halbwertszeit (HWZ) hat.

Interaktionen **Vorsicht:** Da Atorvastatin durch das CYP3A4-Isoenzym verstoffwechselt wird, sind durch Überdosierung oder WW mit anderen AM Myotoxizität und im Extremfall Rhabdomyolyse möglich.
Durch die gleichzeitige Anwendung von CYP3A4-Inhibitoren (z. B. Grapefruit(saft), Diltiazem und Verapamil) erhöht sich die Konzentration an Atorvastatin im Körper.
Bei der gleichzeitigen Gabe zusammen mit anderen AM, die ein Myopathie-induzierendes Potenzial aufweisen (Fibrate und Ezetimib), kann das Risiko einer Myopathie erhöht sein.

Verbesserung der Adhärenz Kombinationspräparate für verbesserte Wirkung und vereinfachte Einnahme: mit Ezetimib (Atorimib®) oder Perindopril und Amlodipin (Triveram®).

Sonstiges

- Atorvastatin ist als Atorvastatin-Hemicalcium und Atorvastatin-Calcium im Handel (die Wirkung ist gleichwertig, sie dürfen gegeneinander ausgetauscht werden).
- Wirksame Kontrazeption bei Frauen notwendig.

Azithromycin

Präparate Zithromax®, Azyter® Augentropfen, Azithromycin HEXAL® und weitere Generika

Patientengespräch

Wirkung Der WS gehört zu den Makrolid-Antibiotika und bekämpft bestimmte Bakterien, indem er in den Bakterien den Aufbau von Eiweißbestandteilen stört. Diese Eiweißbestandteile sind für Wachstum und Vermehrung der Bakterien unerlässlich, durch ihr Fehlen geht die Bakterienzelle zugrunde. Azithromycin wirkt bakteriostatisch auf aerobe gramnegative Kokken, einige aerobe grampositive Kokken und atypische Bakterien.

Einnahme 1 × tgl. unzerkaut mit ausreichend Flüssigkeit unabhängig von einer Mahlzeit, Therapie nicht vorzeitig abbrechen, zur Verfügung stehen Tbl. und Säfte.
Vorsicht: Beim Zubereiten der Antibiotikasäfte genau die definierte Wassermenge zugeben. Suspension vor Gebrauch schütteln.

UAW Häufig M/D-Beschwerden, selten zentralnervöse Störungen wie Benommenheit, Schwindel und Kopfschmerzen.
Vorsicht: Bei langanhaltenden, schweren Durchfällen Arzt aufsuchen: Gefahr einer pseudomembranösen Kolitis.

Lebensführung
Während der Therapie sollte sich der Patient schonen, keinen Sport treiben, viel trinken, ausreichend schlafen und auf eine gesunde Ernährung achten.

Hinterkopf

Indikation Infektionen hervorgerufen durch Azithromycin-empfindliche Erreger, Infektionen der oberen Atemwege (Sinusitis, Pharyngitis, Tonsillitis) und der Haut, unkomplizierte Infektionen im Genitalbereich.

Dosierung Entweder 3-Tage-Therapie mit 1 × tgl. 500 mg oder 5-Tage-Therapie (am 1. Tag 1 × 500 mg, dann 1 × tgl. 250 mg), Genitalerkrankungen: 1 × tgl. 1 g als Einmalgabe, bei Kindern werden Säfte angewendet und nach KG dosiert.

Interaktionen 2 h Einnahmeabstand zu Antazida halten.
Vorsicht: Wirkung der Pille kann beeinträchtigt werden. Zusätzlich verhüten.
Stoffe, die die QT-Zeit verlängern können, z. B. Astemizol und Terfenadin. Obwohl auch Azithromycin über das CYP3A4-Isoenzym verstoffwechselt wird, hat es im Gegensatz zu den anderen Makroliden ein wesentlich niedrigeres IA-Potenzial.

Sonstiges Im Handel gibt es auch Augentropfen, die bei bakterieller Konjunktivitis eingesetzt werden.

Beclometasondipropionat/Formoterol

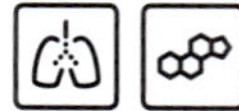

Präparate Foster® 100/6 µg Druckgasinhalation, Inuvair® 100/6 µg Druckgasinhalation, Kantos® NEXThaler® 200 µg/6 µg Inhalationspulver und weitere Präparate

Patientengespräch

Wirkung Das Arzneimittel besteht aus einer Wirkstoffkombination, dem langwirksamen β_2-Sympathomimetikum Formoterol und dem Glucocorticoid Beclometason. Formoterol bindet in den Bronchien an den sog. β-Rezeptoren und bewirkt eine Erschlaffung der Bronchienmuskulatur, wodurch sich verkrampfte und verengte Bronchien erweitern und die Atmung erleichtert wird. Beclometasondipropionat zählt zu den halogenierten Glucocorticoiden und wird nasal oder wie bei dieser Wirkstoffkombination bronchopulmonal angewendet. In der Lunge entfaltet es eine entzündungshemmende Wirkung.

Einnahme Erw.: 2 × tgl. 1–2 Inhalationen (Inhal.), max. 4 Inhal. tgl. **Wichtig:** Regelmäßig anwenden, auch in symptomfreien Phasen. Das Arzneimittel sollte nicht als Initialtherapie zur Asthmabehandlung eingesetzt werden.

UAW Meistens in der Einstellungsphase durch Formoterol: Tremor (Muskelzittern), Kopfschmerzen, vom Patienten selbst als ungewöhnlich wahrgenommene Herzaktionen, Dyspnoe (Atembeschwerden). Durch Beclometason: Heiserkeit und Soorbefall im Mund- und Rachenraum.
Wichtig: Es kann durch die Inhalationstherapie ein paradoxer Bronchospasmus ausgelöst werden (unmittelbar nach der Inhalation verstärktes Giemen, Husten oder Kurzatmigkeit): in solchen Fällen Arzneimittel absetzen und Arzt aufsuchen.

Lebensführung

- Prävention von Asthma: Auslöser vermeiden, bei allergisch bedingtem Asthma Hyposensibilisierung in Erwägung ziehen, Raucherentwöhnung bei Rauchern.
- Nichtmedikamentöse Behandlung: Asthmaschulung, Physiotherapie, körperliches Training.
- Nach jeder Inhalation Mund ausspülen, um das Risiko eines Soorbefalls im Mund zu minimieren.

Hinterkopf

Indikation Asthma bronchiale, COPD.

Dosierung Die Dosierung der Einzelkomponenten erfolgt individuell und sollte dem Schweregrad der Erkrankung angepasst werden. Neben der normalen Steroiddosis (100/6) gibt es die Wirkstoffkombination auch mit doppelter Steroiddosis (200/6).

Präparate mit 100 µg/6 µg (1 Hub = 100 µg Beclometasondipropionat und 6 µg Formoterol hemifumarat-1-Wasser) **zur Erhaltungs- und Bedarfstherapie** bei Asthma, wobei es hier zwei Behandlungsansätze gibt:
1. Erhaltungstherapie: Das AM wird als regelmäßige Erhaltungstherapie mit einem separaten schnellwirksamen Bronchodilatator als Bedarfsmedikation angewendet: Erw. >18 J: 2 × tgl. 1 oder 2 Inhal., max. 4 Inhal. tgl.
2. Erhaltungs- und Bedarfstherapie: Das Arzneimittel wird als regelmäßige Erhaltungstherapie und als Bedarfstherapie bei Auftreten von Asthmasymptomen angewendet (indiziert für Patienten mit nicht vollständig kontrolliertem Asthma und Bedarf an Notfallmedikation und Patienten mit Asthma-Exazerbationen in der Vergangenheit): Erw. >18 J morgens und abends je 1 Inhal., bei Symptomen im Bedarfsfall 1 zusätzliche Inhal.;

wenn die Symptome nach einigen min weiterhin bestehen, sollte eine weitere Inhal. erfolgen (max. 8 Inhal. tgl.).
Dosierung bei COPD: Erw. >18 J: 2 × tgl. 2 Inhal..
Präparate mit 200 µg/6 µg (1 Hub = 200 µg Beclometasondipropionat und 6 µg Formoterol) **zur Erhaltungstherapie:** Erw. >18 J: 2 × tgl. 2 Inhal., max. 4 Inhal. tgl.; Patienten sollten einen schnellwirksamen Bronchodilatator für Notfälle griffbereit haben.
Vorsicht: Sichergehen, dass Patient mit der Anwendung des jeweiligen Inhalationssystems vertraut ist. Falls Patient Schwierigkeiten hat, kann auf andere Systeme umgestellt werden.

Interaktionen Vorsicht: Formoterol verstärkt die Wirkung von anderen β_2-Sympathomimetika und Theophyllin. Betablocker können die Wirkung von Formoterol abschwächen (Asthmaanfall möglich). Andererseits kann die gleichzeitige Anwendung von anderen Beta-adrenergen AM einen potenziell additiven Effekt haben. Erhöhte Gefahr einer Hypokaliämie bei gleichzeitiger Behandlung mit Theophyllin, Steroiden, Diuretika und Laxanzien. Beclometasondipropionat verstärkt die Wirkung von β_2-Sympathomimetika; bei Langzeitanwendung verstärken CYP3A4-Inhibitoren, Clotrimazol und Ethinylestradiol die Wirkung von Beclometasondipropionat.

Verbesserung der Adhärenz Je nach Bedarf gibt es neben Dosieraerosolen auch Pulverinhalatoren (z. B. Foster® NEXThaler®). Im Handel gibt es Kombinationspräparate, die zusätzlich zu den oben genannten Wirkstoffen das Parasympatholytikum Glycopyrronium enthalten (z. B. Trimbow®).

Sonstiges

- Das in der hier vorgestellten Wirkstoffkombination enthaltene Beclometasondipropionat besitzt eine extrafeine Partikelgrößenverteilung, die zu einer stärkeren Wirkung führt als Zubereitungen ohne extrafeine Partikelgrößenverteilung (100 µg extrafeine Zubereitung entsprechen 250 µg nicht-extrafeine Zubereitung). Daher ist die tägliche Dosis an

Steroid niedriger als in Beclometason-Präparaten ohne extrafeine Partikelgrößenverteilung (übliche bronchopulmonale Dosis ab 12 J: 2 × tgl. 250 µg).

- Wirkstoffkombinationen mit dieser Zusammensetzung können bei Dopingkontrollen zu positiven Ergebnissen führen.

Bisoprolol

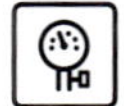 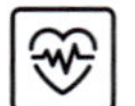

Präparate Concor® COR, Bisoprolol-ratiopharm®, Bisoprolol-CT und weitere Generika

Patientengespräch

Wirkung Der WS senkt den Blutdruck. Um dies zu erreichen, blockiert er im Körper die Bindungsstellen von Botenstoffen, die sog. β-Rezeptoren, an vielen Organsystemen u. a. an der Niere und am Herzen. Er drosselt die Anzahl der Schläge (Frequenz) des Herzens. Die übermäßige Herzarbeit wird vermindert.

Einnahme 1 × tgl. während oder nach dem Frühstück unzerkaut mit ausreichend Flüssigkeit.

UAW In der Einstellungsphase häufig zentralnervöse Störungen wie Müdigkeit, Schwindel und Kopfschmerzen, außerdem M/D-Beschwerden und kalte Extremitäten.
Vorsicht: Betablocker können die Wahrnehmung einer Unterzuckerung sowie Symptome einer Thyreotoxikose (lebensbedrohliche Stoffwechselentgleisung) beeinträchtigen (siehe Interaktionen).
Bei Kontaktlinsenträgern ist eine Verminderung der Tränenflüssigkeit möglich.

Lebensführung

- Auf gesunde Ernährung achten und Übergewicht auf BMI < 25 reduzieren, Kochsalzkonsum (max. 5–6 g/d) und Alkoholkonsum (max. 20 g/d bei Männern und max. 10 g/d bei Frauen) einschränken.
- Regelmäßige Bewegung, z. B. moderates dynamisches Training für mind. 20 min an 5–7 d/Wo.
- Nicht rauchen.

∞ Hinterkopf

Indikation Der β-Adrenorezeptor-Antagonist Bisoprolol wird bei Hypertonie, Angina pectoris, Herzrhythmusstörungen und eingeschränkter Herzleistung eingesetzt. Der kardioselektive Betablocker zählt zu den am häufigsten verordneten Vertretern seiner Klasse. Kardioselektiv bedeutet, dass Bisoprolol viel stärker an β_1- als an β_2-Rezeptoren wirkt. Daher gibt es weniger β_2-vermittelte UAW z. B. an der glatten Muskulatur von Bronchien und Gefäßen oder der enzymatischen Stoffwechselregulation. Bisoprolol ist damit besser verträglich.

Dosierung 1 × tgl. 2,5–10 mg Bisoprololfumarat, in schweren Fällen auch 2 × tgl. möglich; regelmäßige Einnahme nötig, ein- und ausschleichend dosieren. Starkes Rebound-Phänomen bei zu schnellem Absetzen möglich (starker Blutdruckanstieg, Gefahr der Auslösung von Angina-pectoris-Anfällen oder Herzinfarkt).

Interaktionen **Vorsicht:** Verstärkte Wirkung von oralen Antidiabetika und Insulin, wodurch das Risiko einer Hypoglykämie steigt. Zeichen der Hypoglykämie werden zudem verschleiert.
Calciumantagonisten, Antihypertensiva und Antiarrhythmika: verstärkte Wirkungen und UAW aller Substanzen.
NSAID sowie ASS in analgetischen Dosen: vermindern antihypertensive Wirkung.

Verbesserung der Adhärenz Kombinationspräparate für verbesserte Wirkung und vereinfachte Einnahme: mit HCT (z. B. Concor® 5 plus, Concor® 10 plus, Bisoprolol comp. AbZ, Bisoprolol-ratiopharm® comp.) oder mit Amlodipin (Biralmo®).

Sonstiges Bisoprolol ist Bestandteil der Dopingliste.

Budesonid

 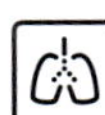 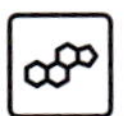

Präparate Budenofalk® Kapseln, Aquacort® 50 µg Nasenspray, Budenobronch® 0,5 mg/2 ml Suspension für einen Vernebler, Entocort® rektal

Patientengespräch

Wirkung Das Glucocorticoid Budesonid ist mit dem körpereigenen Cortison verwandt. Angewendet wird Budesonid vor allem, um chronisch-entzündliche Reaktionen im Körper wie z. B. der Atemwege oder des Verdauungstrakts zu vermindern. Es besitzt entzündungshemmende, immunsuppressive, antiallergische und juckreizstillende Eigenschaften.

Einnahme Bronchial: 2–4 × tgl.. **Vorsicht:** Nach der Inhalation Mund ausspülen. Soor-Gefahr. Bei einer zeitgleichen Medikation mit β_2-Sympathomimetika werden diese zuerst eingesetzt (Effekt der „Lungenöffnung"). **Nasal:** 2 × tgl. 1 Sprühstoß, **oral und rektal:** 1 × tgl.

UAW Oral: Cushing-Syndrom mit verminderter Glucosetoleranz, Stammfettsucht, Vollmondgesucht usw.; erhöhtes Infektionsrisiko, Muskel- u. Gelenkschmerzen, Osteoporose, Kopfschmerzen, psychische UAW wie Depressionen oder Euphorie, Reaktionen der Haut wie allergische Exantheme.
Bronchial: Häufig Heiserkeit, Soor, Husten. **Vorsicht:** Keine Sofortwirkung bei Asthma, nicht zur Akutbehandlung von Atemnotanfällen geeignet. Wirkeintritt erst nach 1 Wo.

Lebensführung

- Prävention von Asthma: Auslöser vermeiden, bei allergisch bedingtem Asthma Hyposensibilisierung in Erwägung ziehen, Raucherentwöhnung bei Rauchern.
- Nichtmedikamentöse Behandlung: Asthmaschulung, Physiotherapie, körperliches Training.

Hinterkopf

Indikation Systemisch: Entzündliche und allergische Darmerkrankungen (Morbus Crohn), **nasal:** Allergischer Schnupfen, **bronchial:** Allergisches Asthma, chronische und akute Bronchitis.

Dosierung Oral: 1 × tgl. 9 mg morgens, **rektal:** 1 × tgl. 2 mg, **bronchial:** Erw. und Kinder >12 J: 2–4 × tgl. 0,2–0,4 mg, Kinder < 12 J: 2–4 × tgl. 0,1–0,2 mg, **nasal:** 2 × tgl. 1 Sprühstoß pro Nasenloch (insgesamt 0,2 mg/d).

Interaktionen Vorsicht bei der inhalativen Anwendung: Wirkungsverstärkung von β-Sympathomimetika.
Die Langzeitanwendung von CYP3A4-Inibibitoren steigert die Wirkung von Budesonid.

Verbesserung der Adhärenz Kombinationspräparate für verbesserte Wirkung und vereinfachte Anwendung: mit dem langwirksamen β_2-Sympathomimetikum Formoterol (Symbicort®, Duoresp® Spiromax®).
Vorsicht: Die beiden Inhalationssysteme sind nicht ohne Weiteres austauschbar, obwohl die Rabattverträge dies besagen können. Pharmazeutische Bedenken geltend machen, wenn die Compliance durch einen Austausch gefährdet wird.

Candesartan

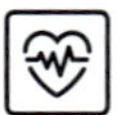

Präparate Atacand®, Blopress®, Candecor® und weitere Generika

Patientengespräch

Wirkung Candesartancilexetil erweitert indirekt die Blutgefäße. Um das zu erreichen, blockiert es im Körper die Bindungsstelle von Botenstoffen, den sog. Angiotensinrezeptor. Angiotensin ist ein Botenstoff, der ein Zusammenziehen der Blutgefäße und damit eine Blutdruckerhöhung bewirkt.

Einnahme 1 × tgl. unzerkaut mit ausreichend Flüssigkeit unabhängig von einer Mahlzeit. Die erwünschte Blutdrucksenkung wird im Wesentlichen nach 4 Wo erreicht. Bei Patienten mit schwarzer Hautfarbe wirkt Candesartan schwächer.
Vorsicht: Strenge Indikationsstellung bei Frauen im gebärfähigen Alter (hohes fetotoxisches Risiko): Zuverlässige Verhütung erforderlich.

UAW Häufig Schwindel/Drehschwindel, Kopfschmerzen, Infektion der Atemwege, Einschränkung der Nierenfunktion, Hyperkaliämie.

Lebensführung

- Auf gesunde Ernährung achten und Übergewicht auf BMI < 25 reduzieren, Kochsalzkonsum (max. 5–6 g/d) und Alkoholkonsum (max. 20 g/d bei Männern und max. 10 g/d bei Frauen) einschränken.
- Regelmäßige Bewegung, z. B. moderates dynamisches Training für mind. 20 min an 5–7 d/Wo.
- Nicht rauchen.

⚭ Hinterkopf

Indikation Hypertonie und Herzinsuffizienz.

Dosierung 1 × tgl. 4–8 mg, Steigerung auf 16 mg/d möglich, max. 32 mg/d.

Interaktionen Vorsicht: Kaliumpräp., kaliumsparende Diuretika und Heparin können zu erhöhten Kalium-Serumspiegeln führen. Antihypertensiva wie z. B. Betablocker, Calciumantagonisten und Diuretika können einen verstärkten Blutdruckabfall verursachen. Erhöhte Toxizität von Lithiumsalzen. Dauerhaft eingenommene NSAID und ASS in höheren Dosen schwächen die Wirkung von Candesartan ab.

Verbesserung der Adhärenz Kombinationspräparate für verbesserte Wirkung und vereinfachte Einnahme: mit HCT (Atacand® PLUS, Blopress® Plus) oder mit Amlodipin (Camlostar).

Cefuroxim

Präparate Cefurax®, Elobact®, Cefuroxim AL und weitere Generika

Patientengespräch

Wirkung Das zu den Betalaktam-Antibiotika zählende Cephalosporin behindert den ordnungsgemäßen Aufbau der Bakterienzellwand. Die Zellwand kann somit den Bakterien keine Stabilität und keinen Schutz mehr bieten, platzt und Zellbestandteile treten aus, wodurch die Bakterien zerstört werden. Da diese Wirkung nur bei Bakterien eintritt, deren Zellwand gerade auf- oder umgebaut wird, kann der WS nur Bakterien angreifen, die sich in einer Wachstums- oder Vermehrungsphase befinden. Aus diesem Grund braucht es geraume Zeit, bis alle Bakterien einer Kolonie vollständig abgestorben sind.

Einnahme 2 × tgl. alle 12 h nach einer Mahlzeit mit ausreichend Flüssigkeit; Tbl. nicht teilen oder kauen, da WS sehr bitter.

UAW Häufig M/D-Beschwerden.
Vorsicht: Bei langanhaltenden, schweren Durchfällen Arzt aufsuchen: Gefahr einer pseudomembranösen Kolitis.
Allergische Reaktionen (Exanthem bis Schock) können sofort bei Therapiebeginn und innerhalb von Tagen bis Wochen während oder nach der Therapie auftreten. Bei ersten Anzeichen (meist Hautrötung und Nesselausschlag gefolgt von Fieber und Atemnot) Therapie unterbrechen und sofort Arzt aufsuchen.

Lebensführung
Während der Therapie sollte sich der Patient schonen, keinen Sport treiben, viel trinken, ausreichend schlafen und auf eine gesunde Ernährung achten. Therapie nicht vorzeitig abbrechen.

∞ Hinterkopf

Indikation Atemwegsinfektionen, Infektionen der Nieren und ableitenden Harnwege, Haut- und Weichgewebeinfektionen, Knochen- u. Gelenkinfektionen, Lyme-Borreliose im Frühstadium.

Dosierung Erw. und Kinder > 12 J: 2 × tgl. 250–500 mg für 7–10 d, Kinder 5–12 J: 2 × tgl. 125–250 mg, Kinder 3 Mon–5 J: 2 × tgl. 10 mg/kg KG (max. 30 mg/kg KG). Cefuroxim ist in Form von Tbl., Saft und Injektions- bzw. Infusionsflaschen im Handel. Für die perorale Anwendung wird das Prodrug Cefuroximaxetil eingesetzt, welches im Dünndarm zu Cefuroxim (wirksame Form) hydrolysiert wird. Für den parenteralen Gebrauch wird Cefuroximnatrium eingesetzt.

Interaktionen Vorsicht: Orale Kontrazeptiva werden in ihrer Wirkung abgeschwächt. Urikosurika wie Probenecid erhöhen die Gefahr von Nierenschäden. Schleifendiuretika wie Furosemid und Aminoglykosid-Antibiotika führen zu erhöhter Nephrotoxizität.

Ciprofloxacin

Präparate Ciprobay®, Ciprofloxacin AbZ und weitere Generika, Ciloxan® Augentropfen, Ciloxan® Ohrentropfen

Patientengespräch

Wirkung Das Antibiotikum gehört zu den Gyrasehemmern und tötet bestimmte Bakterien ab, indem es deren Erbgut schädigt. Das Erbgut ist nicht nur für die Weitergabe von Informationen während der Vermehrung der Zellen wichtig, sondern speichert auch Informationen über die Funktion des Stoffwechsels und der Produktion von Zellbestandteilen. Wird das Erbgut geschädigt, bricht der Stoffwechsel der Bakterienzelle zusammen und sie stirbt.

Einnahme Morgens und abends mit ausreichend Flüssigkeit auf nüchternen Magen oder zu den Mahlzeiten. **Vorsicht:** Zu Milch, Milchprodukten und metallionenhaltigen Präparaten wie Magnesium, Eisen oder Zink 2 h Einnahmeabstand einhalten.

UAW Häufig M/D-Beschwerden, Kopfschmerzen, Schwindel und Hautreaktionen, gelegentlich Gelenkschmerzen, -schwellungen und Sehnenentzündungen.
Vorsicht: Bereits innerhalb der ersten 48 h kann es zu Sehnenentzündungen und -rupturen (insbes. der Achillessehne) kommen. Bei jeglichen Anzeichen (schmerzhafte Schwellung, Entzündung) ist die Therapie sofort abzubrechen. Gleiches gilt bei langanhaltenden, schweren Durchfällen.

Lebensführung

- Aufgrund der erhöhten Lichtempfindlichkeit auf intensive Sonnenbestrahlungen oder Solarienbesuche während der Therapie verzichten, auf guten Sonnenschutz achten.
- Kein Alkohol während der Therapie.
- **Vorsicht** beim Genuss von Kaffee: verstärkte Coffein-Wirkung möglich.

Hinterkopf

Indikation Schwere Infektionen der Atemwege einschließlich Lungenentzündung, HNO-Infektionen, Infektabwehr bei vermindertem Immunsystem, Infektionen der Niere, Harnwege und Geschlechtsorgane;
Infektionen am Auge: Hornhautulzera und bakterielle Konjunktivitis/Blepharitis; Infektionen am Ohr: lokale Behandlung der chronisch-eitrigen Otitis media und der akuten Otitis externa.

Dosierung 2 × tgl. 125–500 mg, in schweren Fällen 2 × tgl. 750 mg; unkomplizierte Harnwegsinfekte: 2 × tgl. 100–250 mg über 3 d;
WS auch als Saft im Handel (bei Kindern und Jugendlichen, nach KG dosiert);
am Auge: Dosierung erfolgt je nach Indikation von viertelstündlich 1 Tr. bis hin zu 4 × tgl. 1 Tr.;
im Ohr: Anwendung 2 × tgl. Es gibt Ohrentropfen mit unterschiedlicher Konzentration. Je nach Indikation und Alter kommen verschiedene Konzentrationen zum Einsatz.

Interaktionen Vorsicht: Die Aufnahme von Ciprofloxacin wird durch mehrwertige Kationen wie Aluminium, Calcium und Magnesium oder durch Eisenpräparate vermindert. Mind. 2 h Einnahmeabstand einhalten.
Ciprofloxacin verstärkt die Wirkung von Coffein und Theophyllin.
Die gleichzeitige Einnahme von Antiarrhythmika oder AM, die das QT-Intervall verlängern können (z. B. H_1-Antihistaminika), erhöht das Risiko für Torsade de pointes (Herzrhythmusstörungen mit beschleunigtem Puls).
Orale Kontrazeptiva werden in ihrer Wirkung abgeschwächt.
Diabetiker, die gleichzeitig mit oralen Antidiabetika oder Insulin behandelt werden, sollten ihre Blutzuckerwerte bes. überwachen (Risiko einer Hypoglykämie steigt).

Verbesserung der Adhärenz Kombinationspräparate für verbesserte Wirkung und vereinfachte Anwendung: mit Dexamethason (Cilodex® Ohrentropfen) oder Fluocinolonacetonid (Infectociprocort® Ohrentropfen).

Citalopram

Präparate Cipramil®, Citalopram BASICS, Citalopram Hennig® und weitere Generika

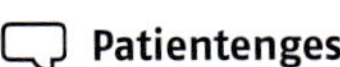

Patientengespräch

Wirkung Der WS greift in die Übermittlung von Signalen im Gehirn ein, indem er die Wirkdauer des stimmungsaufhellend wirkenden Botenstoffs Serotonin im Gehirn erhöht. Dadurch wird Depressionen, Ängsten und Zwängen entgegengewirkt und allgemein die Stimmungslage verbessert.

Einnahme 1 × tgl. unzerkaut mit ausreichend Flüssigkeit unabhängig von einer Mahlzeit.
Wichtig: Ein- und ausschleichend dosieren, um UAW und Absetzungssymptome abzuschwächen.

UAW In der Regel mild und vorübergehend, bes. in den ersten 2 Wo, dann nachlassend. Sehr häufig sind Schläfrigkeit, Schlaflosigkeit, Kopfschmerzen, Tremor, Mundtrockenheit, Übelkeit, Obstipation und vermehrtes Schwitzen.

Lebensführung
Entspannungstechniken wie autogenes Training oder progressive Muskelrelaxation können hilfreich sein.

∞ Hinterkopf

Indikation Das Antidepressivum Citalopram zählt zu den selektiven Serotonin-Wiederaufnahmehemmern (SSRI). Es wird zur Behandlung depressiver Erkrankungen und zur Behandlung von Panikstörungen mit oder ohne Agoraphobie (übertriebene Angst vor bestimmten Situationen, denen man im Notfall nur schwer entkäme) eingesetzt.

Dosierung 20–40 mg, Beginn mit 10 mg. Therapie über adäquaten Zeitraum, normalerweise 6 Mon und länger nötig als Rückfall-Prophylaxe. Verwendet wird Citalopramhydrobromid.

Interaktionen Vorsicht: Alkohol, Komb. mit MAO-Hemmern oder serotonergen AM wie Sumatriptan (Gefahr des Serotonin-Syndroms) oder Johanniskraut (vermehrte UAW).
Erhöhtes Blutungsrisiko bei der Komb. mit Antikoagulanzien, NSAID und ASS.

Verbesserung der Adhärenz Die antidepressive Wirkung setzt normalerweise nach 2 Wo. Behandlung ein. Patienten darauf hinweisen.

Sonstiges Eng verwandt mit Citalopram ist Escitalopram (Cipralex®, Generika): Escitalopram ist das S-Enantiomer vom racemischen Citalopram und 167 × wirksamer als das R-Enantiomer.

Clindamycin

Präparate Sobelin®, Clindahexal®, Clindasol® und weitere Generika, Sobelin® Vaginalcreme

Patientengespräch

Wirkung Das Lincosamid-Antibiotikum behindert die Produktion von Eiweiß in der Bakterienzelle, wodurch den Bakterien wichtige Bausteine für Wachstum und Stoffwechsel fehlen. Die Bakterien werden in ihrer Vermehrung gehemmt und auch direkt abgetötet. Clindamycin wirkt vorwiegend im grampositiven Bereich (Staphylokokken, Streptokokken), aber auch gegen zahlreiche grampositive und gramnegative Anaerobier wie z. B. Propioni-Bakterien.

Einnahme Oral: Regelmäßige Einnahme in aufrechter Haltung (Sitzen oder Stehen) mit ausreichend Flüssigkeit unabhängig von den Mahlzeiten. **Extern:** 1–2 × tgl.

UAW Oral: Häufig M/D-Beschwerden wie Durchfall, Übelkeit und Erbrechen. Eine seltene, jedoch gefürchtete UAW ist die Pseudomembranöse Kolitis, die Anlass zum sofortigen Abbruch der Therapie ist.
Lsg./Vag.-Creme: Hautreizung und Rötung möglich.
Vorsicht: Bei der Anwendung der Vaginalcreme kann es wegen der Hilfsstoffe zur Beeinträchtigung der Sicherheit von Kondomen kommen.

Hinterkopf

Indikation Infektionen der Knochen und Gelenke, des Becken- und Bauchraums, der Haut (auch Acne vulgaris) und Weichteile, des HNO-Bereichs und der weiblichen Geschlechtsorgane, Infektionen und Abszesse im Zahn-Kiefer-Mundbereich; wichtige Alternative bei Penicillinallergie.

Dosierung Allgemein: alle 6 h 150–450 mg, **Lsg./Gel:** 1–2 × tgl. dünn auftragen, **Vaginalcreme:** 1 × tgl. abends vor dem Schlafengehen 1 Applikatorfüllung für 3–7 d. Therapie nicht vorzeitig abbrechen. Lsg./Gel nicht in die Augen oder auf Schleimhäute bringen.

Interaktionen Vorsicht: Die Wirkung oraler Kontrazeptiva wird vermindert. Bei gleichzeitiger Anwendung von Erythromycin werden beide WS abgeschwächt. Die Wirkung von Muskelrelaxanzien wird verstärkt.

Verbesserung der Adhärenz Kombinationspräparate für verbesserte Wirkung und vereinfachte Anwendung: mit Tretinoin (Acnatac® Gel) oder Benzoylperoxid (Duac Akne Gel) bei Acne vulgaris.

Sonstiges

- Im Handel gibt es verschiedene abgabefähige Packungsgrößen auch außerhalb der Normpackungsgrößen z. B. Clinda-saar®. Bei der Abgabe auf die verordnete Anzahl an Tbl. achten. Pharmazeutische Bedenken geltend machen, falls der Rabattartikel nicht die verordnete Anzahl an Tbl. enthält.
- Verschiedene Darreichungsformen je nach Indikation: oral als Kps., Tbl. oder Saft; parenteral als Infusionslösung; lokal als Salbe oder Gel. Peroral kommen Clindamycin-HCl, dessen Monohydrat und Clindamycin-2-palmitat-HCl zum Einsatz; parenteral und lokal Clindamycin-2-dihydrogenphosphat.

Colecalciferol (Vitamin D3)

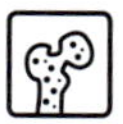

Präparate Dekristol® Tabletten, Vigantol® Öl 20.000 I. E./ml Tropfen, Colecalciferol ARISTO® 20.000 I. E. Weichkapseln und weitere Generika

Patientengespräch

Wirkung Colecalciferol (Vitamin D3) ist ein fettlösliches Vitamin, das insbesondere am Calciumstoffwechsel und damit der Knochendynamik beteiligt ist. Colecalciferol ist physiologisches Vitamin D3, das in der Niere und der Leber zu Calcitriol, dem wirksamen Metaboliten von Vitamin D3, metabolisiert wird. Calcitriol ist zuständig für die Aufrechterhaltung der Calcium- und Phosphat-Homöostase. Die Substanz erhöht die intestinale Resorption von Calcium und Phosphat, fördert die Knochenmineralisation und hemmt die Knochenresorption.

Einnahme Im Handel gibt es Tabletten, Weichkapseln oder ölige Tropfen. Die Einnahme sollte mit den Mahlzeiten erfolgen, da die Resorption in Kombination mit fettreicher Nahrung erhöht wird. Tbl. und Weichkps. mit ausreichend Flüssigkeit unzerkaut einnehmen. Für Säuglinge und Kleinkinder Tbl. auf einem Teelöffel in etwas Wasser zerfallen lassen. Tropfen mit etwas Flüssigkeit (Wasser, Milch) auf einem Teelöffel einnehmen.

UAW Gelegentlich Hypercalcämie und Hypercalciurie; selten Pruritus, Exanthem (akut auftretender Hautausschlag) und Urtikaria. **Vorsicht:** Abhängig von Dosis und Behandlungsdauer kann eine schwere und langanhaltende Hypercalcämie mit ihren akuten (Herzrhythmusstörungen, Übelkeit, psychische Symptome usw.) und chronischen (vermehrter Harndrang, Gewichtsverlust, Nierenverkalkung usw.) Folgen auftreten.

Hinterkopf

Indikation

- Rachitisprophylaxe bei Säuglingen und Kleinkindern (bis 2 Jahre), da die Eigenproduktion meist aufgrund des erhöhten Vitamin-D-Bedarfs in der Wachstumsphase nicht ausreicht.
- Osteomalazieprophylaxe bei Kindern und Erwachsenen.
- Behandlung von Rachitis und Osteomalazie bei Kindern und Erwachsenen.
- Vorbeugung bei erkennbarem Risiko einer Vitamin-D-Mangelerkrankung bei ansonsten gesunden Kindern und Erwachsenen ohne Resorptionsstörung.
- Behandlung einer Vitamin-D-Mangelerkrankung.
- Behandlung von Hypoparathyreoidismus bei Erwachsenen.
- In Kombination mit Calcium: Osteoporoseprophylaxe bzw. Behandlung bei Erwachsenen.
- In Kombination mit Fluorid: kombinierte Rachitis- und Kariesprophylaxe bei Frühgeborenen, Säuglingen, Kleinkindern und Kindern mit Fluorid-Malabsorption.

Dosierung Die Dosierung wird ärztlich individuell festgelegt und ist abhängig von Alter und Erkrankungen des Patienten. Colecalciferol-Umrechnung: 1 µg entspricht 40 I. E. bzw. 1 I. E. entspricht 0,025 µg.
Rachitisprophylaxe: Säuglinge und Kleinkinder im ersten LJ: 1 × tgl. 500 I. E., Frühgeborene 2 × tgl. 500 I. E.; Osteomalazieprophylaxe: Kinder und Erwachsene 1 × tgl. 500 I. E.; Zur Prophylaxe von Mangelerkrankungen bei Malabsorption sind Tagesdosen von 3.000 bis 5.000 I. E. möglich; Behandlung von Mangelzuständen: Zur Einleitung können einmalig 200.000 I. E. eingenommen werden. Die Weiterbehandlung wird individuell festgelegt. Die Dosierung hierbei beträgt für Säuglinge, Kinder und

Erwachsene 1.000 bis 5.000 I. E. tgl.; Rachitistherapie: 1 × tgl. 10.000 I. E. oder einmalig 15 mg Colecalciferol zusammen mit Calcium- und Phosphationen; Osteoporoseprophylaxe: 1 × tgl. 1.000 I. E.; Hypoparathyreoidismustherapie: 10.000 bis 20.000 I. E. tgl.

Interaktionen Die gleichzeitige Anwendung von Phenytoin oder Barbituraten kann wegen der metabolischen Aktivierung die Wirkung von Colecalciferol vermindern. Bei gleichzeitiger Einnahme von Thiazid-Diuretika erhöht sich das Hypercalcämie-Risiko. Glucocorticoide beeinträchtigen die Wirkung von Colecalciferol. Erhöhte Toxizität von Herzglykosiden durch erhöhte Calciumspiegel und dadurch stärkeres Risiko für Herzrhythmusstörungen. Rifampicin und Isoniazid steigern den Metabolismus von Colecalciferol und vermindern dadurch dessen Wirksamkeit. Cholestyramin führt zu einer reduzierten Absorption von Colecalciferol aus dem Gastrointestinaltrakt.

Verbesserung der Adhärenz Folgende Kombinationspräparate stehen zur Verfügung: Tbl. mit 500 I. E. Colecalciferol und 0,25 mg Fluorid zur kombinierten Rachitis- und Kariesprophylaxe (z. B. Zymafluor D®) sowie Kombinationen mit Calcium (z. B. Calcimagon®-D3) als Granulat, Film-, Kau- sowie Brausetabletten. Außerdem gibt es Kombinationen mit Alendronsäure (z. B. Alendronsäure-ratiopharm® plus Colecalciferol), mit Risedronsäure und Calciumcarbonat (z. B. Actonel® plus Calcium D) oder diverse Nahrungsergänzungsmittel (NEM), die unter anderem auch Colecaciferol enthalten (z. B. Cefacur®).

Sonstiges **Vorsicht:** Die Vitamin-D-Zufuhr kann auch durch andere Quellen erfolgen. Da Vitamin D fettlöslich ist und sich im Körper anreichern kann, können bei Überdosierung und langfristiger Behandlung mit hohen Dosen toxische Wirkungen entstehen. Daher sollten ärztlich verordnete Dosierungen keinesfalls überschritten werden. Auch bei der unkritischen Einnahme von NEM ist Vorsicht geboten, besonders weil für freiverkäufliche NEM derzeit leider weder auf nationaler noch auf europäischer Ebene verbindliche Höchstmengen für den Vitamin-D-Gehalt existieren.

Für Arzneimittel gilt Folgendes: Präparate mit Tagesdosen von 10 bis 25 µg sind apothekenpflichtig und solche mit einer Tagesdosis von über 25 µg sind verschreibungspflichtig.

Dexamethason

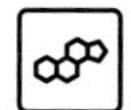  

Präparate Fortecortin® Tbl., Dexa® Injekt, Dexa® EDO, Dexagel® AT, Dexamethason Creme LAW, Dexa-Rhinospray® N sine, Infectodexakrupp® Saft, Ozurdex® 700 µg intravitreales Implantat

Patientengespräch

Wirkung Das Glucocorticoid ist mit dem körpereigenen Cortison verwandt. Angewendet wird es, um chronisch-entzündliche Reaktionen im Körper zu vermindern. Es hemmt körpereigene Prozesse, die eine Entzündung im Körper immer weiter nähren. Dexamethason besitzt entzündungshemmende, immunsuppressive, antiallergische und juckreizstillende Eigenschaften.

Anwendung: Tbl. zu oder nach dem Essen unzerkaut mit ausreichend Flüssigkeit, TD möglich als ED morgens zw. 6 und 8 Uhr (zirkadiane Therapie). Bei Hochdosistherapie ist jedoch häufig eine mehrmalige tgl. Gabe erforderlich, um einen max. Effekt zu erzielen. **Okulär:** Je nach Präparat bis zu 3–4 × tgl., im Akutfall sogar stündlich; **dermal:** 1 × tgl.; **nasal:** 3–4 × tgl.

UAW Bei kurzfristiger Anwendung geringe UAW. Bei längerfristiger Anwendung verminderte Glucosetoleranz, Stammfettsucht, Vollmondgesicht, Hautatrophie, Herabsetzung der Infektresistenz, Osteoporose, Muskelschwäche, Stimmungsschwankungen, M/D-Ulzera, Störungen im Wasser- und Elektrolythaushalt, Veränderungen am Auge (Glaukom, Katarakt) usw. Bei längerfristiger, dermaler Anwendung systemische UAW sowie Hautatrophien möglich.

Lebensführung

- Viel Bewegung.
- Bewusste Ernährung mit viel Obst (bes. Bananen), Gemüse, Milch, wenig Fett und Kohlenhydraten; Salz meiden.
- Gewicht tgl. kontrollieren.
- Bei längerfristiger Anwendung Osteoporoseprophylaxe und Ulkusprophylaxe.

ꝏ Hinterkopf

Indikation Dexamethason wird topisch und systemisch eingesetzt, u.a. bei folgenden Indikationen: Hirnödem, Status asthmaticus, Initialbehandlung schwerer Dermatosen, Lupus erythematodes, Systemvaskulitiden, akuter Schub einer chronische Polyarthritis, juvenile Arthritis, rheumatisches Fieber mit Karditis, Palliativtherapie maligner Tumore, Prophylaxe und Therapie des postoperativen und zytostatikainduzierten Erbrechens und androgenitales Syndrom.

Dosierung Generell gilt: Individuelle Dosierung, stufenweise auf Erhaltungsdosis einstellen; bei Einnahme > 2 Wo ausschleichen. Je nach Grunderkrankung, klinischer Symptomatik und Ansprechen auf die Therapie Dosis unterschiedlich schnell reduzieren und Behandlung beenden oder Patienten auf möglichst niedrige Erhaltungsdosis einstellen. Grundsätzlich sollten Dosis und Behandlungsdauer so hoch bzw. lang wie nötig, aber so gering bzw. kurz wie möglich gehalten werden. Bei einer im Anschluss an die Initialtherapie für erforderlich gehaltene Langzeittherapie sollte man auf Prednison/Prednisolon umstellen, da es hierbei zu einer geringeren Nebennierenrindensuppression kommt. Bei Kindern wird vorsichtig und nach KG dosiert.

Interaktionen Vorsicht: NSAID und Salicylate (erhöhte M/D-Blutungsgefahr), Wirkungsabschwächung von Antidiabetika und oralen Antikoagulanzien, erhöhte Kaliumausscheidung durch Diuretika und Laxanzien, Wirkverstärkung von Herzglykosiden. Estrogenhaltige Kontrazeptiva verstärken die Wirkung von Dexamethason.

Verbesserung der Adhärenz Kombinationspräparate für verbesserte Wirkung und vereinfachte Anwendung: mit Ciprofloxacin (Cilodex® OT), Gentamycin (Dexagent®- Ophtal®), Cinchocain (Otobacid®), Lidocain (Supertendin® Amp.) oder Nystatin und Chlorhexidindihydrochlorid (Nystalocal® Salbe).

Diclofenac

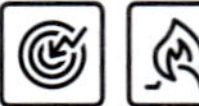

Präparate Voltaren®, Diclo dispers®, Diclofenac-ratiopharm® und weitere Generika, Flector®, Solaraze®

Patientengespräch

Wirkung Das nichtsteroidale Antiphlogistikum (NSAID) wirkt schmerzstillend, fiebersenkend und entzündungshemmend zugleich. Der WS weist zudem antirheumatische Eigenschaften auf. Er blockiert die Bildung bestimmter Botenstoffe im Körper, der sog. Prostaglandine. Diese sind an der Entstehung von Schmerzen, Fieber und Entzündungen wesentlich beteiligt.

Einnahme Je nach Wirkstärke 1–3 × tgl. unzerkaut mit ausreichend Flüssigkeit; Dosis möglichst niedrig und Behandlungsdauer möglichst kurz wählen.

UAW Abhängig von Patient, Dosierung und Dauer der Einnahme: Sehr häufig Übelkeit, Erbrechen, Durchfall; häufig Bauchschmerzen, Dyspepsie, Blähungen, Kopfschmerzen, Schwindel, Benommenheit, entzündliche Hautveränderungen.
Vorsicht: bei der Teilnahme am Straßenverkehr (Schwindel, Müdigkeit, Einschränkung des Reaktionsvermögens).
Bei starken Schmerzen im Oberbauch und/oder Schwarzfärbung des Stuhls sofort Therapie abbrechen und Arzt aufsuchen.

Lebensführung
Bei akuten Verletzungen betroffenen Körperteil ruhigstellen. Bei Arthrosen und chronischen Rückenschmerzen Bewegungs- und Physiotherapie.

↻ Hinterkopf

Indikation Akute und chron. Entzündungen, Schwellungen und Schmerzen nach Verletzungen, Gichtanfall, entzündliche Wirbelsäulenerkrankungen; leichte bis mäßig starke Schmerzen und Fieber in der Selbstmedikation.

Dosierung Erw. und Jugendliche >15 J: 1–3 × tgl. 50 mg, Retardformen bis 150 mg/d, **rektal:**50–150 mg/d, berechnet als Diclofenac-Natrium. In der Selbstmedikation: initial 25 mg, danach im Einnahmeabstand von 4–6 h 12,5–25 mg, max. 75 mg/d, max. 4 d, bei Fieber 3 d, berechnet als Diclofenac-Kalium. Im Handel gibt es unterschiedlichste Darreichungsformen: Dispers- und Trinktbl., msr. Tbl., Retardtbl., -kps., Zäpfchen, WS-haltige Pflaster, Gel, Injektionslsg., Augentr.. Präparate mit 75 mg enthalten häufig einen schnell und einen verzögert freisetzenden WS-Anteil (SL: schnell – langsam). Das Gel enthält Diclofenac-N-Ethylethanamin, das WS-haltige Pflaster enthält Diclofenac-Natrium, Voltaren® Resinat enthält Diclofenac-Colestyramin.

Interaktionen Vorsicht: Die Komb. mit anderen NSAID wegen verstärktem Risiko von UAW vermeiden. Glucocorticoide, ASS und SSRI verstärken das Blutungsrisiko. Bei Dauereinnahme Anpassung der Therapie, z. B. mit Antihypertensiva, Phenprocoumon oder Antidiabetika, erforderlich.

Verbesserung der Adhärenz

- Kombinationspräparate für verbesserte Wirkung und vereinfachte Einnahme: mit Misoprostol (Arthotec®) oder Codein (Voltaren® Plus).
- **Wichtig:** Je nach Darreichungsform unterscheidet sich die Einnahmeempfehlung: msr., monolithische Darreichungsformen unbedingt nüchtern 1–2 h vor einer Mahlzeit einnehmen (sonst Resorption nicht vorhersagbar). Ausgenommen sind Tbl. zum Auflösen (Produkte mit der Bezeichnung dispers oder Tabs). Pellets in Kps. und retardierte Formen sollte der Patient zur Magenschonung nicht auf nüchternen Magen einnehmen.
- Bei Patienten mit erhöhtem Risiko für M/D-Beschwerden: Komb. mit Protonenpumpenhemmern (Omeprazol, Pantoprazol).

Enalapril

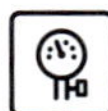 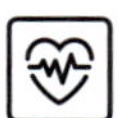

Präparate Corvo®, Xanef®, Enalapril-ratiopharm® und weitere Generika

Patientengespräch

Wirkung Der WS erweitert indirekt die Blutgefäße. Er verhindert im Körper die Freisetzung des Gewebshormons Angiotensin, welches ein Zusammenziehen der Blutgefäße und damit eine Blutdruckerhöhung bewirkt. Der blutgefäßerweiternde Effekt des WS wird zudem genutzt, um das Herz zu entlasten, das bei erweiterten Blutgefäßen gegen einen geringeren Widerstand arbeiten muss. Enalapril gehört zu den ACE-Hemmern.

Einnahme 1 × tgl. unzerkaut unabhängig von den Mahlzeiten mit ausreichend Flüssigkeit; als Gesamtdosis morgens oder bei Tagesdosen ab 20 mg morgens und abends.

UAW Sehr häufig trockener Reizhusten, häufig Kopfschmerzen, Schwindel, Sehstörungen, M/D-Beschwerden und Hautausschlag.
Vorsicht: Quincke-Ödem im Gesicht kann lebensbedrohlich sein. ACE-Hemmer sofort absetzen und Arzt aufsuchen.
Vorsicht: Der Reizhusten tritt bei bis zu 20 % der Patienten auf. Er wird durch eine Anreicherung von Bradykinin ausgelöst, tritt meist innerhalb der ersten 8 Wo nach Therapiebeginn auf, lässt sich nicht behandeln und verringert sich nicht bei Fortsetzung der Therapie. Meist muss auf einen WS der AT-II-Antagonisten (Sartane) umgestellt werden.
Vorsicht: Strenge Indikationsstellung bei Frauen im gebärfähigen Alter (hohes fetotoxisches Risiko): Zuverlässige Verhütung erforderlich.

Lebensführung

- Möglichst kochsalzarme Ernährung.
- Bei schwerer Herzinsuffizienz eingeschränkte Flüssigkeitszufuhr (max. 1,5 l/d).
- Bei Übergewicht kalorienreduzierte Kost, bei Fettstoffwechselstörungen gleichzeitig fettreduzierte Ernährung.

- Um zusätzliche kardiovaskuläre Risiken zu verringern, auf Alkohol und Zigaretten verzichten, Gewicht normalisieren und regelmäßig bewegen (Ausdauersport).

Hinterkopf

Indikation Hypertonie und Herzinsuffizienz.

Dosierung Initial 1 × tgl. 2,5–5 mg morgens, nach 2–4 Wo Steigerung auf 1 × tgl. 5–10 mg, max. 2 × tgl. 20 mg. Individuell und einschleichend dosieren.

Interaktionen **Vorsicht:** Kaliumpräparate und kaliumsparende Diuretika (Amilorid, Triamteren und Spironolacton) können zu einer Hyperkaliämie führen. Alkohol, Antihypertensiva und Hypnotika führen zu einem verstärkten Blutdruckabfall. ASS, NSAID und Sympathomimetika vermindern die Wirkung von Enalapril. Die blutzuckersenkende Wirkung von oralen Antidiabetika und Insulin wird verstärkt.

Verbesserung der Adhärenz Kombinationspräparate für verbesserte Wirkung und vereinfachte Einnahme: mit HCT (Enalapril-ratiopharm® comp. 10/25, Corvo HCT®), Lercanidipin (Zanipress®) oder Nitrendipin (Eneas®).

Enoxaparin-Natrium

Präparate Clexane®, Lovenox®, Inhixa und weitere Importe

Patientengespräch

Wirkung Das niedermolekulare Heparin (LMWH) Enoxaparin zählt zu den direkten Antikoagulanzien, die eine direkt hemmende Wirkung auf die Gerinnungsfaktoren ausüben und dadurch antithrombotisch wirken. Niedermolekulare Heparine hemmen im Gegensatz zum Standardheparin hauptsächlich den Faktor Xa, einen wichtigen Gerinnungsfaktor.

Anwendung: Individuelle Dosierung je nach Indikation, im Apothekenalltag meist 1 × tgl. subkutan; Enoxaparin vorzugsweise im Liegen in abgehobene Bauchfalte senkrecht zur Körperachse injizieren.

UAW Dosisabhängig: Offene und okkulte Blutungskomplikationen, Reaktionen an der Injektionsstelle wie Juckreiz, Hautausschlag, Hautrötung und Urtikaria; sehr häufig Erhöhung der Leberenzymwerte, Blutung und Thrombozytose.

Hinterkopf

Indikation Es gibt zahlreiche Einsatzgebiete, je nach Indikation kommen unterschiedliche Wirkstärken zum Einsatz:

- Peri- und postoperative Primärprophylaxe tiefer Venenthrombosen bei niedrigem oder mittlerem Thromboserisiko (z. B. Allgemeinchirurgie) oder hohem Thromboserisiko (z. B. orthopädische Chirurgie),
- Tiefe Venenthrombosen mit oder ohne Lungenembolie,
- Prävention von erneut auftretender schwerer Angina pectoris oder eines drohenden Myokardinfarkts bei instabiler Angina pectoris und Nicht-ST-Hebungs-Myokardinfarkt,

- Thromboseprophylaxe und Gerinnungshemmung im extrakorporalen Kreislauf während der Hämolyse,
- Primärprophylaxe tiefer Venenthrombosen bei nicht-chirurgischen Patienten mit mittlerem oder hohem thromboembolischen Risiko bei akuten schweren internistischen Erkrankungen, die eine weitgehende Immobilisation zur Folge haben,
- Akuter ST-Hebungs-Myokardinfarkt.

Dosierung Enoxaparin wird subkutan angewendet. Ausnahme ist die Behandlung des akuten ST-Hebungs-Myokardinfarkts (STEMI), die mit einem i. v.-Bolus eingeleitet wird. Die Anwendungsdauer richtet sich nach der Indikation und kann bis zu 35 d betragen. Die Dosierung von Enoxaparin-Natrium wird in I. E. Anti-Faktor Xa angegeben, etwa 100 I. E. Anti-Faktor Xa entsprechen 1 mg. Im Handel gibt es Fertigspritzen, Injektionslsg. und Durchstechflaschen mit 20–100 mg (entsprechend 2000–10000 I. E. Anti-Xa.) pro Einheit.

Interaktionen **Vorsicht:** Die gleichzeitige Gabe von Thrombozytenaggregationshemmern sowie einigen Penicillinen oder Cephalosporinen verstärkt die Blutungsgefahr. Antihistaminika, Digitalisglykoside u. Tetracycline vermindern die Heparinwirkung.

Sonstiges

- Alkoholtupfer sind sinnvoll zur Desinfektion der Injektionsstelle.
- An der Injektionsnadel haftende Tr. vor der Injektion entfernen, da das Nachlaufen des Enoxaparins zu einem Bluterguss bzw. einer lokalen allergischen Reaktion führen kann.
- Die Fertigspritzen sind mit einem automatischen Sicherheitssystem ausgestattet, das unbeabsichtigte Nadelstichverletzungen nach der Injektion verhindert.

Esomeprazol

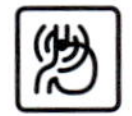

Präparate Nexium® mups, Esomep®, Esomeprazol-ratiopharm® und weitere Generika

Patientengespräch

Wirkung Der Protonenpumpenhemmer (PPI) Esomeprazol hemmt die Ausschüttung von Magensäure aus den sog. Belegzellen der Magenschleimhaut. Er blockiert dort die Protonenpumpen, die über einen Pumpenmechanismus für die Freisetzung der Magensäure verantwortlich sind. Dadurch verringert sich die Magensäureproduktion. Daher verwendet man Esomeprazol zur Ausheilung oder Vorbeugung von chronischen Magenschleimhautentzündungen oder Magengeschwüren. Esomeprazol ist das aktivere Enantiomer von Omeprazol.

Einnahme 1–2 × tgl. unzerkaut mit ausreichend Flüssigkeit.

UAW Häufig Kopfschmerzen, Bauchschmerzen, Verstopfung, Durchfall, Blähungen, Übelkeit und Erbrechen.
Vorsicht: Bei unbeabsichtigtem Gewichtsverlust, Erbrechen oder Teerstühlen Verdacht auf maligne Erkrankung: Arztbesuch erforderlich. Kann langfristig zu Vitamin-B_{12}-Mangel (Müdigkeit) führen (Kontrolle durch den Arzt). Kann langfristig zu Magnesiummangel führen (Erschöpfungszustände, Muskelkrämpfe, Herzrhythmusstörungen oder Schwindelgefühle möglich).

Lebensführung

- Auf säurelockende Lebensmittel verzichten: Kaffee, Alkohol, Süßes.
- Scharfe Gewürze meiden.
- Nikotin und Stress reduzieren.
- Entspannungsmethoden zur besseren Stressbewältigung.
- Bei Sodbrennen mit erhöhtem Kopfteil schlafen.

Hinterkopf

Indikation

- Magengeschwür, verursacht durch Medikamente wie z. B. bestimmte Schmerzmittel (nichtsteroidale Antiphlogistika).
- Vorbeugung von Geschwüren im Verdauungstrakt, verursacht durch Medikamente wie z. B. bestimmte Schmerzmittel (nichtsteroidale Antiphlogistika).
- Vorbeugung eines Wiederauftretens von Blutungen eines Magengeschwürs.
- Refluxösophagitis (Refluxkrankheit mit Entzündung der Speiseröhre).
- Sodbrennen und saures Aufstoßen (leichte Form der Refluxkrankheit).
- Vorbeugung eines Wiederauftretens der Refluxösophagitis.
- Zollinger-Ellison-Syndrom.

Dosierung 1–2 × tgl. 20–40 mg (bis 160 mg/d); bei TD über 80 mg in 2 ED. In der Selbstmedikation für max. 14 d 20 mg/d. In der ärztlichen Therapie meist Dauermedikation.

Interaktionen **Vorsicht:** Beeinflussung der Wirkung von AM mit pH-abhängiger Resorption: Dadurch verstärkte Wirkung von Digoxin, verminderte Wirkung von Clopidogrel, Ketoconazol und Itraconazol. Beeinflussung über CYP2C19-Inhibition: Verstärkte Wirkung von oralen Antikoagulanzien (Warfarin, Cumarin, Phenprocoumon), Diazepam und Phenytoin. Verstärkte Toxizität von Methotrexat und Tacrolimus.

Verbesserung der Adhärenz

- Msr. Hartkapseln können bei Patienten mit Schluckbeschwerden auch geöffnet und die Pellets in einem halben Glas Wasser (ohne Kohlensäure) sofort oder innerhalb von 30 min eingenommen werden. Auch msr. Tbl. können in Wasser ohne Kohlensäure gelöst und die entstehende pellethaltige Flüssigkeit geschluckt werden. Pellets nicht zerkauen oder zerkleinern.
- Zur besseren Verträglichkeit und vereinfachten Einnahme gibt es im Handel ein Kombinationspräparat mit Naproxen (Vimovo®).

Sonstiges

- Esomeprazol ist in Form von msr. Hartkapseln sowie Tabletten und als Pulver bzw. Granulat zur Herstellung einer Infusionslösung auf dem deutschen Markt verfügbar. Esomeprazol-Natrium wird in Parenteralia verwendet, das Hemimagnesium-Salz in oralen Arzneiformen.

Estriol

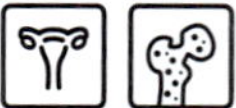

Präparate Oekolp®-Creme, Ovestin® Ovula, Gynoflor® Vaginaltabl. und weitere Präparate

Patientengespräch

Wirkung Estriol zählt zu den körpereigenen Estrogenen. Diese sind für die Funktion der weiblichen Geschlechtsorgane maßgeblich. Estrogene bewirken u. a. den zyklischen Aufbau der Gebärmutterschleimhaut, erhöhen deren Viskosität, fördern den Knochenaufbau und hemmen den Eisprung und den Milcheinschuss. Sie wirken weiterhin antiandrogen, können einen Mangel an Estrogenen bei Frauen in den Wechseljahren ausgleichen und Zyklusanomalien lindern.

Einnahme Tbl. unzerkaut einnehmen. Vaginalzäpfchen vor dem Schlafengehen einführen.

UAW Häufig Fluor (Scheidenausfluss), Brustbeschwerden und Schmerzen, M/D-Beschwerden und Ödeme.

Vorsicht: Absetzen bei erstmaligen migräneartigen oder ungewöhnlich starken Kopfschmerzen, eingetretener Schwangerschaft, akuten Seh- o. Hörstörungen, Anzeichen von Venenerkrankung oder thromboembolischen Prozessen, Gelbsucht, starkem Blutdruckanstieg sowie bei längerer Bettlägerigkeit oder vor geplanten Operationen.

Lebensführung

- Nicht rauchen und Übergewicht reduzieren: erhöhtes Risiko für Thromboembolien.
- Keine übertriebene Genitalhygiene durchführen, da diese das mikrobielle Gleichgewicht im Vaginalbereich stört, aufsteigende Harnwegsinfekte begünstigt und die Schleimhaut austrocknet.

Hinterkopf

Indikation Der Wirkstoff Estriol wird vor allem bei Beschwerden im Vaginalbereich eingesetzt. Dazu zählen beispielsweise Scheidentrockenheit, Pilzinfektionen, Schmerzen beim Geschlechtsverkehr, Juckreiz oder Ausfluss. Auch Verengungen der Scheide durch Gewebeschwund zählen zu den Anwendungsgebieten. Estriol wird vorzugsweise topisch (als Creme, Gel, Vaginalzäpfchen oder Scheidentbl.) angewendet. Weitere Anwendungsgebiete sind die Hormonersatztherapie zur Behandlung von Wechseljahresbeschwerden und die Vorbeugung von Osteoporose.

Dosierung Tbl. 1 × tgl. 1–4 mg; Vag.-Supp. 1 × tgl. 1 (bis max. 2) zu 0,5 mg für 3 Wo, danach 2 × wöchentl. 1; Vag.-Creme: In den ersten 3 Wo tgl. 1 Applikatorfüllung, danach nur 2 × wöchentlich. **Vorsicht:** Niedrigste wirksame Dosis für die möglichst kürzeste Therapiedauer wählen.

Interaktionen **Vorsicht:** CYP3A4-Induktoren, auch Johanniskraut, Nevirapin und Efavirenz schwächen die Estriol-Wirkung ab. Ritonavir und Nelfinavir sowie Cephalosporine, Neomycin, Ampicillin und Tetracycline schwächen ebenso die Estriol-Wirkung ab. Der Bedarf an Antidiabetika kann aufgrund verringerter Glucosetoleranz steigen.

Sonstiges Korrekte Aufbewahrung beachten: Geöffnete Cremes dürfen nach Anbruch max. 6 Mon verwendet werden.

Ethinylestradiol + Gestagen

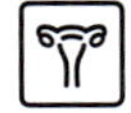

Präparate Microgynon®, Valette®, Triquilar®, Evra®, Nuvaring®

Patientengespräch

Wirkung Ethinylestradiol ist ein verwandter Stoff zum weiblichen Geschlechtshormon Estrogen. Dieses bewirkt u. a. den zyklischen, schwangerschaftsvorbereitenden Aufbau der Gebärmutterschleimhaut und fördert den Spermientransport in die Gebärmutter. Ethinylestradiol hemmt insbes. die Eireifung im Eierstock. Weiterhin unterdrückt es die eisprungauslösenden Hormone und wirkt somit schwangerschaftsverhütend. Zur Verhütung wird es in Komb. mit einem Gestagen eingesetzt.

Einnahme Tbl. unzerkaut mit ausreichend Flüssigkeit immer zur gleichen Uhrzeit einnehmen. Je nach Präparat muss eine 7-tägige Pillenpause beachtet werden.

UAW Übelkeit, Bauchschmerzen, Gewichtszunahme, Kopfschmerzen, depressive Stimmungslage, Druckempfindlichkeit der Brust, Brustschmerzen und Thrombosen.
Vorsicht: Absetzen bei erstmaligen migräneartigen oder ungewöhnlich starken Kopfschmerzen, eingetretener Schwangerschaft, akuten Seh- o. Hörstörungen, Anzeichen von Venenerkrankung oder thromboembolischen Prozessen, Gelbsucht, starkem Blutdruckanstieg sowie bei längerer Bettlägerigkeit oder vor geplanten Operationen.
Vorsicht: Risiko für venöse Thromboembolien steigt mit Überschreiten der Ethinylestradiol-Dosis von 30 µg/d deutlich an. Allerdings wird das Risiko hauptsächlich vom Gestagen-Anteil bestimmt. Neuere Gestagene wie Gestoden, Desogestrel, Drospirenon oder Cyproteron besitzen im Vergleich zu älteren Gestagenen wie Levonorgestrel ein erhöhtes Risiko.

Lebensführung

- Nicht rauchen und Übergewicht reduzieren: Erhöhtes Risiko für Thromboembolien.
- Pille schützt nicht vor sexuell übertragbaren Krankheiten.
- Bei schweren M/D-Beschwerden (z. B. Erbrechen oder Durchfall) werden KOK möglicherweise nicht vollständig aufgenommen: Zusätzliche kontrazeptive Maßnahmen sind nötig. Bei Erbrechen in den ersten 3–4 h nach Einnahme der Pille eine Tbl. nachnehmen.

Hinterkopf

Indikation Sehr häufiger Bestandteil von kombinierten oralen Kontrazeptiva (KOK) zusammen mit einem Gestagen. Ethinylestradiol auch transdermal in Pflastern oder zur vaginalen Anwendung in Vaginalringen.

Dosierung **Einphasen-Methode:** 21 d fixe Einnahme einer Estrogen-Gestagen-Komb., gefolgt von 7 d Pause, in der die Abbruchblutung einsetzt. **Zweiphasen-Methode:** In der 1. Zyklushälfte werden nur Estrogene oder Estrogene zusammen mit niedrig dosiertem Gestagen gegeben, in der 2. Zyklushälfte die übliche Estrogen-Gestagen-Komb.
Dreiphasen-Methode: Zusammensetzung ändert sich im Laufe eines Zyklus 3 × und ist noch stärker dem weiblichen Zyklus angepasst.
Pflaster werden alle 7 d gewechselt, nach 21 d erfolgen 7 d Pause. Vaginalring verbleibt 7 d in der Scheide, nach 21 d erfolgt eine Pause von 7 d.
In KOK ist Ethinylestradiol in TD von 20–50 µg enthalten. Kombiniert wird Ethinylestradiol mit Gestagenen wie Levonorgestrel, Desogestrel, Dienogest, Chlormadinonacetat usw.

Interaktionen **Vorsicht:** Enzyminduktoren (Barbiturate, Carbamazepin, Phenytoin, Rifampicin und Johanniskraut) können die KOK-Wirkung abschwächen. Breitband-Antibiotika (Aminopenicilline und Tetracycline) können die Zuverlässigkeit der KOK beeinträchtigen. Der Bedarf an Antidiabetika kann aufgrund verringerter Glucosetoleranz steigen.

Etoricoxib

Präparate Arcoxia®, Etoriax®, Etoricoxib beta und weitere Generika

Patientengespräch

Wirkung Etoricoxib ist ein nichtsteroidales Antiphlogistikum (NSAID) und gehört zu den Coxiben. Es hemmt nur die Cyclooxygenase-2 (COX-2) und im Vergleich zu den anderen NSAID nicht auch die Cyclooxygenase-1 (COX-1). Durch die Hemmung der COX-2 wird die Synthese von Prostaglandinen gehemmt. Diese Hormone sind an der Entstehung von Entzündungen und bei der Schmerzvermittlung entscheidend beteiligt. Etoricoxib wirkt analgetisch, antipyretisch und antiphlogistisch. Die COX-1-vermittelte protektive Wirkung auf die Magenschleimhaut und die COX-1-abhängige Thrombozytenfunktion bleiben erhalten.

Einnahme 1 × tgl. unabhängig von einer Mahlzeit; rascherer Wirkeintritt bei nüchterner Einnahme.

UAW Schwäche und Müdigkeit, Schwindel, Kopfschmerzen, grippeartige Erkrankung, M/D-Beschwerden, Schwellungen der Beine und/oder Füße aufgrund von Wassereinlagerungen (Ödeme), erhöhter Blutdruck, Herzklopfen und Einblutungen in die Haut.

Lebensführung
Bei akuten Verletzungen betroffenen Körperteil ruhigstellen. Bei Arthrosen oder chronischen Rückenschmerzen Bewegungstherapie und Physiotherapie anwenden.

Hinterkopf

Indikation Reizzustände degenerativer und entzündlicher Gelenkerkrankungen (Arthrose und rheumatoide Arthritis), Spondylitis ankylosans (Morbus Bechterew) sowie Schmerzen und Entzündungszeichen bei akuter Gichtarthritis, Kurzzeitbehandlung mäßig starker Schmerzen nach Zahn-OPs.

Dosierung Erw. und Jugendliche >16 J: 1×tgl. 30–120 mg.
Vorsicht: Etoricoxib sollte in der niedrigsten wirksamen Dosis über einen möglichst kurzen Zeitraum angewendet werden, da das kardiovaskuläre Risiko einer Therapie mit Etoricoxib mit Dosis und Behandlungsdauer ansteigen kann.

Interaktionen **Vorsicht:** Etoricoxib verlängert die INR-Zeit von oralen Antikoagulanzien wie Warfarin. Etoricoxib kann die Wirkung von Diuretika, ACE-Hemmern und Angiotensin-II-Rezeptorantagonisten verringern. Die gleichzeitige Anwendung von ASS (niedrig dosiert) kann vermehrt zu gastrointestinalen Ulzera oder anderen Komplikationen führen. Die Komb. mit ASS in höheren Dosen wird nicht empfohlen. Etoricoxib kann die nephrotoxischen Wirkungen von Ciclosporin und Tacrolimus verstärken. Es erhöht die Wirkung von Lithium. Es kann die Toxizität von Methotrexat (MTX) verstärken. Es kann bei gleichzeitiger Anwendung mit oralen Kontrazeptiva zu einem Anstieg der Ethinylestradiol-Exposition und dadurch zu einer erhöhten Häufigkeit der spezifischen UAW der oralen Kontrazeptiva führen. Rifampicin schwächt die Wirkung von Etoricoxib ab.

Fosfomycin

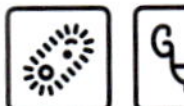 

Präparate Monuril®, Fosfomycin ARISTO®, Fosfomycin Eberth und weitere Generika

Patientengespräch

Wirkung Fosfomycin gehört zu den Antibiotika und tötet Bakterien ab, indem es den Aufbau der Bakterienzellwand hemmt. Die Bakterien können sich dann nicht mehr vermehren, weil sie nicht mehr in der Lage sind, eine Zellwand aufzubauen. Fosfomycin wirkt so gegen Staphylokokken, Streptokokken, Escherichia coli, Enterobacter, Proteus, Pseudomonas aeruginosa und weitere Bakterien.

Einnahme Das Granulat wird als einmalige Einzeldosis angewendet. Granulat in einem Glas Wasser (100–200 ml) auflösen und sofort austrinken.
Vorsicht: Arzneimittel 2 Std. vor bzw. 2–3 Std. nach einer Mahlzeit einnehmen, da Nahrungsmittel die Aufnahme von Fosfomycin stören.

UAW Häufig Kopfschmerzen und Schwindel, M/D-Beschwerden und Vulvovaginitis (Entzündung der Scheide).
Vorsicht: Bei langanhaltenden schweren Durchfällen Arzt aufsuchen: Gefahr einer pseudomembranösen Kolitis.

Lebensführung

- Einige Ärzte empfehlen die abendliche Einnahme direkt vor dem Schlafengehen (Wunsch nach einer längeren Verweildauer des Wirkstoffs am Wirkort). Selbst mit Harnwegsinfektionen gehen Patientinnen nachts weniger häufig zur Toilette als tagsüber.
- Bei Harnwegsinfektionen ausreichend trinken (mind. zwei Liter täglich).
- Die Blase sollte regelmäßig und vollständig entleert werden.
- Direkt nach dem Geschlechtsverkehr auf die Toilette gehen und Wasser lassen, da dadurch die Wahrscheinlichkeit einer Infektion gesenkt wird.

- Keine übertriebene Genitalhygiene durchführen, da diese das mikrobielle Gleichgewicht im Vaginalbereich stört und aufsteigende Harnwegsinfekte begünstigt.

Hinterkopf

Indikation Unkomplizierte Harnwegsinfektion bei Frauen und Mädchen >12 Jahre.

Dosierung 1 × 3 g als Einzeldosis bei KG >50 kg.

Interaktionen **Vorsicht:** Metoclopramid (Fosfomycin-Konzentration in Serum und Urin sinkt, 2–3 Std. Abstand halten); andere Arzneimittel, die die gastrointestinale Motilität senken (ähnliche Effekte möglich).

Sonstiges

- Das Fosfomycin-Granulat liegt als Salz mit Trometamol in einer gut löslichen Granulatform vor und sorgt wegen der Einmalgabe für eine gute Adhärenz.
- Fosfomycin ist gut gewebegängig und penetriert insbes. auch Knochen. Daher kommt Fosfomycin-Natrium als Reserveantibiotikum auch parenteral bei schweren Infektionen wie Sepsis oder Osteomyelitis zum Einsatz (Infectofos® Pulver zur Herst. einer Infusionslösung).

Furosemid

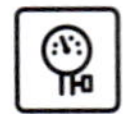

Präparate Lasix®, Furorese®, Furobeta® und weitere Generika

Patientengespräch

Wirkung Furosemid ist der Prototyp der Schleifendiuretika. Der WS fördert die Ausscheidung von Natrium-, Kalium- und Chloridionen aus dem Körper. Gleichzeitig schwemmt er Wasser aus. Dadurch senkt er den Blutdruck und beseitigt Wassereinlagerungen (Ödeme). Sein Wirkort ist der dicke aufsteigende Schenkel der Henle-Schleife in den Nephronen der Niere. Furosemid ist ein stark wirksames „High-ceiling"-Diuretikum, d. h. über einen weiten Dosisbereich kann bei Steigerung der Dosis eine immer stärkere Diurese erreicht werden.

Einnahme Nüchtern und unzerkaut mit ausreichend Flüssigkeit.

UAW Häufig Elektrolytstörungen (durch Natrium-, Kalium- und Magnesiumverlust), Anstieg der Harnsäurewerte; gelegentlich Kreislaufbeschwerden, Schwindel, Müdigkeit, Mundtrockenheit, erhöhte Thromboseneigung, Muskelkrämpfe und Schwächegefühl. Selten Blutzuckeranstieg und Blutbildveränderungen.

Lebensführung

- Auf kaliumreiche Ernährung achten (z. B. Bananen, getrocknete Aprikosen).
- Mäßiger Kochsalzkonsum.

Hinterkopf

Indikation Wassereinlagerungen im Gewebe (Ödeme), Hypertonie bei eingeschränkter Nierenfunktion und verminderte Harnproduktion (Oligurie).

Dosierung Morgens 40–80 mg. Es stehen verschiedene Darreichungsformen wie Retardkps., Tbl. oder Lsg. zur Verfügung; auch Injektions- und Infusionslsg. sind im Handel. Die flüssigen Arzneiformen enthalten Furosemid-Natrium, die festen Arzneiformen reines Furosemid.

Interaktionen **Vorsicht:** Laxanzien (z. B. Anthranoide, Bisacodyl, Natriumpicosulfat) und Glucocorticoide steigern das Risiko einer Hypokaliämie. NSAID und ASS in analgetischer Dosierung schwächen die diuretische/blutdrucksenkende Wirkung ab. Herzglykoside führen zu einer Toxizitätssteigerung.

Verbesserung der Adhärenz

- Kombinationspräparate für verbesserte Wirkung und vereinfachte Einnahme: mit Spironolacton (Spiro comp.-ratiopharm®, Spiro comp. forte-ratiopharm®).
- Möglichst nicht abends einnehmen (sonst vermehrter nächtlicher Harndrang).
- Diabetiker und Gichtpatienten sollten wegen der potenziellen UAW häufigere Blutzucker- bzw. Harnsäurekontrollen durchführen.

Sonstiges Missbrauchspotenzial durch Menschen mit Essstörungen oder Magersucht aufgrund schneller Gewichtsreduktion durch den Flüssigkeitsverlust.

Hydrochlorothiazid

 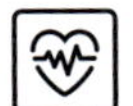

Präparate Esidrix®, HCT STADA®, HCT-ratiopharm® und weitere Generika

Patientengespräch

Wirkung Das Thiazid-Diuretikum HCT fördert die Ausscheidung von Natrium-, Kalium- und Chloridionen aus dem Körper. Gleichzeitig schwemmt es verstärkt Wasser aus. Dadurch senkt es den Blutdruck und beseitigt Wassereinlagerungen.

Einnahme 1 × tgl. unzerkaut zum Frühstück mit ausreichend Flüssigkeit.

UAW Sehr häufig Störungen im Flüssigkeits- und Elektrolythaushalt (Kalium-, Magnesium- und Natriumverlust, Anstieg des Calciumspiegels), Verschlechterung der Glucosetoleranz, Erhöhung der Plasmalipide und des Harnsäureblutspiegels.

Lebensführung

- Auf ausreichende Flüssigkeitszufuhr achten.
- Wegen erhöhter Kaliumverluste kaliumreiche Nahrungsmittel (Bananen, Gemüse, Nüsse) essen.
- Auf gesunde Ernährung achten und Übergewicht auf BMI < 25 reduzieren, Kochsalzkonsum (max. 5–6 g/d) und Alkoholkonsum (max. 20 g/d bei Männern und max. 10 g/d bei Frauen) einschränken.
- Regelmäßige Bewegung, z. B. moderates dynamisches Training für mind. 20 min an 5–7 d/Wo.
- Nicht rauchen.
- Übermäßige Sonnenstrahlung wegen erhöhter Lichtempfindlichkeit meiden, auf ausreichenden UV-Schutz achten und Haut regelmäßig auf neue Hautveränderungen hin beobachten.

Hinterkopf

Indikation Arterielle Hypertonie, kardiale, hepatische und renale Ödeme, adjuvante symptomatische Therapie der chronischen Herzinsuffizienz zusätzlich zu ACE-Hemmern.

Dosierung Initial: 1 × tgl. 12,5–25 mg/d, Erhaltungsdosis: 12,5–50 mg/d, max. 100 mg/d; nach Langzeittherapie ausschleichend absetzen.

Interaktionen **Vorsicht:** Laxanzien (z. B. Anthranoide, Bisacodyl, Natriumpicosulfat) und Glucocorticoide steigern das Risiko einer Hypokaliämie. NSAID und ASS in analgetischer Dosierung schwächen die diuretische/blutdrucksenkende Wirkung ab. Herzglykoside und Lithium führen zu einer Toxizitätssteigerung. Betablocker, Nitrate und Antidepressiva verstärken die blutdrucksenkende Wirkung.

Verbesserung der Adhärenz

- Kombinationspräparate für verbesserte Wirkung und vereinfachte Einnahme: u. a. mit Captopril (ACE-Hemmer-ratiopharm® comp.), Amilorid (Amilorid comp.-ratiopharm®), Bisoprolol (BisoHEXAL® plus), Candesartan (Blopress®) oder Triamteren (Dytide® H).
- Um die Nachtruhe nicht zu stören, nicht abends einnehmen.

Sonstiges Thiazid-Diuretika werden bei unzureichender Blutdrucksenkung in Zweier- oder Dreierkomb. mit anderen blutdrucksenkenden Stoffen kombiniert. Möglich sind Komb. mit Betablockern, ACE-Hemmern, AT_1-Antagonisten, Calciumantagonisten und sonstigen Antihypertensiva. Auch die Komb. zweier Diuretika ist möglich.

Ibuprofen

Präparate Ibubeta®, Ibu-ratiopharm®, Ibuprofen AL und weitere Generika

Patientengespräch

Wirkung Nichtsteroidales Antiphlogistikum (NSAID), welches in therapeutischer Dosierung die Prostaglandinsynthese hemmt. Schmerzlindernde, antientzündliche und fiebersenkende Wirkung. Wiederherstellung oder Erhalt der Beweglichkeit, Verhinderung der Bildung eines „Schmerzgedächtnisses".

Einnahme Niedrigste Dosierung über kürzest möglichen Zeitraum wählen; orale Arzneiformen bei Bedarf unzerkaut mit ausreichend Flüssigkeit, bei empfindlichem Magen zu einer Mahlzeit.

UAW Häufig M/D-Beschwerden, gelegentlich zentralnervöse Störungen wie Kopfschmerzen, Übelkeit und Müdigkeit, selten M/D-Geschwüre und Überempfindlichkeitsreaktionen.
Vorsicht: Bei starken Schmerzen im Oberbauch und/oder Schwarzfärbung des Stuhls sofort Therapie abbrechen und Arzt aufsuchen.

Lebensführung
Bei akuten Verletzungen betroffenen Körperteil ruhigstellen. Bei Arthrosen und chronischen Rückenschmerzen Bewegungstherapie und Physiotherapie anwenden.

Hinterkopf

Indikation In der Selbstmedikation: symptomatische Behandlung von leichten bis mäßig starken Schmerzen (Kopf-, Zahn-, Regelschmerzen) und Fieber; Im verschreibungspflichtigen Bereich: bei akuten und chronischen Gelenkentzündungen, Gichtanfällen, Wirbelsäulenerkrankungen, Schwellungen, Entzündungen nach Verletzungen oder Operationen.

Dosierung Erw. und Jugendliche >15 J: 3 × tgl. 400–800 mg, Kinder 13–14 J: 1–5 × tgl. 200 mg, Kinder 10–12 J: 3–4 × tgl. 200 mg, Kinder 6–9 J: 1–3 × tgl. 200 mg, Kinder <6 J: Dosierung nach KG, Kinder >6 Mon: Säfte oder Zäpfchen in geeigneter Dosierung. In der Selbstmedikation: max. 3 × 400 mg für max. 4 d, um das Risiko für die Neubildung von Magengeschwüren auszuschließen. Im Handel gibt es zahlreiche unterschiedliche Darreichungsformen: Tbl., Retardtbl.,Schmelztbl., Saft/Suspension, Granulat, Zäpfchen, WS-haltiger Schaumverband und Gel.

Interaktionen Andere NSAID wg. verstärkter UAW vermeiden. Glucocorticoide, ASS und SSRI verstärken das Blutungsrisiko. Bei Dauereinnahme von Ibuprofen mit z. B. Blutdrucktherapeutika, Phenprocoumon oder Antidiabetika ist eine Dosisanpassung erforderlich.
Vorsicht: Gleichzeitige Anwendung von ASS zur Thrombozytenaggregationshemmung: Ibuprofen macht ASS unwirksam. Einnahmeabstand einhalten: Ibuprofen frühestens ½ h nach oder 8 h vor ASS einnehmen.

Verbesserung der Adhärenz

- Kombinationspräparate für verbesserte Wirkung und vereinfachte Einnahme: mit Pseudoephedrin (Boxagrippal®).
- Wenn rascher Wirkeintritt erwünscht ist: Ibuprofen als Lysinat, um die Resorption zu beschleunigen (z. B. in Dolormin® oder in Ibu-Lysin-ratiopharm®).

Insulin glargin

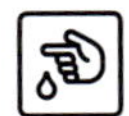

Präparate Lantus®, Toujeo®, Abasaglar®

Patientengespräch

Wirkung Insulin glargin besitzt eine im Vergleich zum natürlichen Insulin veränderte Aminosäuresequenz. Das Insulinanalogon ist ein Verzögerungsinsulin (Synonym Basalinsulin, Basisinsulin, Depotinsulin) mit einer Wirkdauer von bis zu 24 h und wird deshalb auch als Langzeitinsulin bezeichnet. Seine Wirkung tritt nach 1,5–3 h ein. Es deckt den basalen Grundbedarf. Insulin ist ein physiologisches, anaboles Hormon, das in den Betazellen des Pankreas gebildet wird und den Blutzuckerspiegel senkt.

Anwendung: 1 × tgl. immer zur gleichen Uhrzeit subkutan in den vom Arzt festgelegten Hautbereich (Bauchdecke, Oberschenkel, Gesäß oder Oberarm) injizieren. Um das Risiko einer intramuskulären Injektion zu reduzieren, Insulin in eine angehobene Hautfalte injizieren. Die Injektionsnadel mind. 6 sec unter der Haut lassen.

UAW Ödeme und Sehstörungen (zu Therapiebeginn und in der Regel vorübergehend), Hypoglykämie, Lipoatrophie oder Lipohypertrophie an den Einstichstellen (Injektionsstelle innerhalb eines Injektionsbereichs von Injektion zu Injektion wechseln).

Lebensführung

- Ernährung: Diät einhalten, bei Übergewicht KG normalisieren, bei Unterzuckerung (Schwitzen, Zittern, Unruhe) Traubenzucker zuführen und dann Kohlenhydrate essen, auf alkoholhaltige Getränke möglichst verzichten (Alkohol verschlechtert die Nierenfunktion und verstärkt die Insulinwirkung).
- Umgang mit Insulin: Auf ausreichend Insulinvorrat achten. Insulin kühl lagern, nicht einfrieren, in Gebrauch befindliche Ampullen/Pens

können bis zu 4 bzw. 6 Wo außerhalb des Kühlschranks gelagert werden.

- Verhalten während der Therapie: Regelmäßig Blutzucker messen, empfohlene Spritz-Ess-Abstände einhalten und Mahlzeiten danach planen. Auf regelmäßige Kontrolle der Augen durch den Augenarzt und gute Fußpflege achten.

Hinterkopf

Indikation Diabetes mellitus.

Dosierung Dosierung und Zeitpunkt der Verabreichung werden individuell festgelegt. Bei Patienten mit Typ-2-Diabetes kann Insulin glargin auch zusammen mit oralen Antidiabetika verabreicht werden. Der individuelle Insulinbedarf liegt in der Regel bei 0,3–0,8 I. E./kg KG/d.

Interaktionen Vorsicht: Alkohol, Salicylate, orale Antidiabetika, MAO-Hemmer, Betablocker und ACE-Hemmer senken den Insulinbedarf. Glucocorticoide, Schilddrüsenhormone und Sympathomimetika erhöhen den Insulinbedarf.

Verbesserung der Adhärenz

- In der ICT (intensivierten konventionellen Insulintherapie) werden kurz- und langwirksame Insulinanaloga kombiniert. Auch die Komb. von langwirksamen Analoga mit kurzwirksamen Humaninsulinen ist möglich. Bei der BOT (basalunterstützten oralen Therapie) werden ebenfalls langwirksame Analoga eingesetzt.
- Kombinationspräparate für verbesserte Wirkung und vereinfachte Einnahme: mit dem GLP-1-Rezeptoragonisten Lixisenatid im Handel (Suliqua® 100 Einheiten/ml + 33 µg/ml).

Lercanidipin

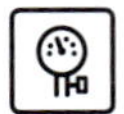

Präparate Carmen®, Corifeo®, Lercanidipin Heumann® und weitere Generika

Patientengespräch

Wirkung Der zu den Dihydropyridinen zählende Calciumantagonist führt zu einer Erschlaffung von Gefäßwänden. Die Blutgefäße werden dadurch erweitert und der Blutdruck gesenkt. Das Herz muss zudem das Blut gegen einen geringeren Widerstand in den Kreislauf pumpen, was die Herzarbeit entlastet.

Einnahme 1 × tgl. 10 mg 15 min vor einer Mahlzeit, schrittweise Steigerung auf 1 × tgl. 20 mg. **Vorsicht**: Die Einnahme mit einer fetten Mahlzeit erhöht die Bioverfügbarkeit und damit das Risiko von UAW um ein Vielfaches.

UAW Gelegentlich Kopfschmerzen, Schwindel, periphere Ödeme, Tachykardie, Palpitationen (vom Patienten selbst als ungewöhnlich wahrgenommene Herzaktionen) und Flush.

Lebensführung

- Auf gesunde Ernährung achten und Übergewicht auf BMI < 25 reduzieren, Kochsalzkonsum (max. 5–6 g/d) und Alkoholkonsum (max. 20 g/d bei Männern und max. 10 g/d bei Frauen) einschränken.
- Regelmäßige Bewegung, z. B. moderates dynamisches Training für mind. 20 min an 5–7 d/Wo.
- Nicht rauchen.

ꝏ Hinterkopf

Indikation Leichter bis mittelschwerer essenzieller Bluthochdruck.

Dosierung 1 × tgl. 10–20 mg, regelmäßige Einnahme nötig; der WS wird als Lercanidipin-HCl berechnet.

Interaktionen **Vorsicht:** Lercanidipin wird von CYP3A4-Enzymen metabolisiert. Gleichzeitige Einnahme mit CYP3A4-Inhibitoren (z. B. Ketoconazol, Itraconazol, Erythromycin, Grapefruit(saft)) vermeiden. CYP3A4-Induktoren (z. B. Phenytoin, Carbamazepin) schwächen die Wirkung von Lercanidipin ab. Bei gleichzeitig eingenommenen CYP3A4-Substraten (z. B. Terfenadin, Amiodaron) schwächt Lercanidipin deren Wirkung ab. Alkohol verstärkt die Wirkung von Lercanidipin. Ciclosporin und Lercanidipin verstärken sich gegenseitig (Ciclosporin 3 h nach Lercanidipin einnehmen). Betablocker schwächen die Wirkung von Lercanidipin ab: Dosisanpassung erforderlich. Falls Simvastatin ebenfalls eingenommen wird: Lercanidipin morgens, Simvastatin abends einnehmen: dann keine WW zu erwarten.

Verbesserung der Adhärenz Kombinationspräparate für verbesserte Wirkung und vereinfachte Einnahme: mit Enalapril (Carmen® ACE 10/10 bzw. 20/10 oder 20/20, Zanipress® 10/10 bzw. 20/10 oder 20/20).

Levodopa/Benserazid

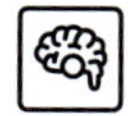

Präparate Madopar®, Restex®, Levodopa/Benserazid-CT und weitere Generika

Patientengespräch

Wirkung Das AM besteht aus einer Wirkstoffkombination, der Aminosäure Levodopa (Prodrug für den fehlenden Neurotransmitter Dopamin) und dem peripher wirkenden Decarboxylase-Blocker Benserazid. Es erhöht im Gehirn die Menge des Botenstoffs Dopamin. Ist Dopamin zu wenig vorhanden, kommt es zu einem Ungleichgewicht mit anderen Botenstoffen im Gehirn. Die durch dieses Ungleichgewicht ausgelösten Erkrankungen wie unruhige Beine oder Bewegungsstörungen bei der Parkinson-Krankheit können durch den Ausgleich des Dopamins gemildert werden. Benserazid verhindert die Decarboxylierung des Levodopa in der Körperperipherie, also außerhalb des Zielorts Gehirn. Dadurch werden die UAW, die sonst durch den Abbau von Levodopa in der Körperperipherie entstehen, verhindert. Außerdem kann die Dosis von Levodopa im Vergleich zu einer Monotherapie erheblich gesenkt werden.

Einnahme Dosierung in Absprache mit dem Arzt meist 3–4 × tgl.; regelmäßige Einnahme 30 min vor einer Hauptmahlzeit, bei Unverträglichkeit mit einem Stück Brot. Ein- und ausschleichend dosieren. Depotformen 1 h nach einer Mahlzeit einnehmen.

UAW Zu Beginn häufig Übelkeit, Erbrechen, später Wirkschwankungen, Schlafstörungen; häufig Halluzinationen, Unruhe, Verstimmungen, motorische Störungen und gesteigerte Libido.

Lebensführung

- Ausscheidungen in Urin, Speichel und Schweiß können Flecken verursachen, die in frischem Zustand auszuwaschen sind.

- Ernährung: **Vorsicht** bei proteinreicher Nahrung, da diese die Resorption von Levodopa verringert; Einnahme mind. ½ h vor oder frühestens 1 h nach einer solchen Mahlzeit.

Hinterkopf

Indikation Parkinson-Krankheit, symptomatische Parkinson-Syndrome (ausgenommen das medikamentös-induzierte Parkinson-Syndrom), Restless-Legs-Syndrom.

Dosierung Bei bisher unbehandelten Patienten Beginn mit TD von 100–200 mg Levodopa in Komb. mit 25–50 mg Benserazid; Dosissteigerung um 50 mg Levodopa mit 12,5 mg Benserazid oder um 100 mg Levodopa mit 25 mg Benserazid jeden 3.–7. d. TD von 800 mg Levodopa und 200 mg Benserazid sollen i. d. R. nicht überschritten werden. Anfangs wird die TD auf 1–4 ED verteilt, später soll die TD in mind. 4 ED genommen werden.
Vorsicht: Im Handel gibt es unretardierte und retardierte Darreichungsformen. Verwechslungsgefahr bei der Abgabe.

Interaktionen **Vorsicht:** Proteinreiche Nahrung und eisensulfathaltige AM vermindern die Resorption von Levodopa. Sympathomimetika und Levodopa verstärken sich gegenseitig in ihrer Wirkung. Metoclopramid, Neuroleptika, Reserpin und Opioide schwächen die Wirkung von Levodopa ab. Die Gabe von Vitamin B_6 führt infolge gesteigerter Decarboxylase-Aktivität zu einem teilweisen Wirkverlust von Levodopa. Nichtselektive MAO-Hemmer können hypertensive Krisen auslösen.

Levothyroxin-Natrium

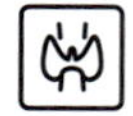

Präparate Eferox®, Euthyrox®, L-Thyrox® HEXAL® und weitere Generika

Patientengespräch

Wirkung Levothyroxin wird eingenommen, um fehlendes Schilddrüsenhormon zu ersetzen und/oder um die Schilddrüse zu entlasten. Stoffwechselwirkungen: u. a. Steigerung des Energieumsatzes und der Wärmebildung des Körpers, Wachstumsförderung (in der Kindheit), Regulation des Nervensystems (adrenerge Rezeptoren).

Einnahme 1 × tgl. unzerkaut mit ausreichend Flüssigkeit mind. 30 min vor dem Frühstück. **Vorsicht:** Starke Verringerung der Bioverfügbarkeit bei Einnahme zu einer Mahlzeit und mit mehrwertigen Kationen. Zu Antazida, Eisenpräparaten und Calciumcarbonat müssen deshalb mind. 4–5 h Einnahmeabstand eingehalten werden.

UAW Bei korrekter Dosierung keine Zeichen einer Überdosierung: z. B. Herzrasen, Herzklopfen, innere Unruhe, Schlaflosigkeit, Durchfall und Gewichtsabnahme. Zeichen einer Unterdosierung: z. B. Verlangsamung, Gewichtszunahme, Obstipation und Kälteintoleranz.

Hinterkopf

Indikation Mangel an Schilddrüsenhormonen, Verhütung einer erneuten Kropfbildung nach einer Schilddrüsen-OP und gutartige Kropfbildung (benigne Struma) bei normaler Schilddrüsenfunktion.

Dosierung Individuelle und einschleichende Dosierung, 1×tgl. 25–250 (300) µg.

Interaktionen **Vorsicht:** Cumarin-Derivate werden in ihrer Wirkung verstärkt. Antidiabetika werden in ihrer Wirkung vermindert. Hemmung der Levothyroxin-Resorption durch Colestyramin, Sucralfate, AL-haltige Antazida, Calciumcarbonat oder Eisensalze. Propylthiouracil, Glucocorticoide und Betablocker schwächen die Levothyroxin-Wirkung ab. Bei der gleichzeitigen Anwendung von jodhaltigen Kontrastmitteln und Amiodaron sind Hypo- oder Hyperthyreosen möglich. Salicylate, Dicumarol, Furosemid und Clofibrat erhöhen die Levothyroxin-Spiegel. Chloroquin/Proguanil und Sertralin vermindern die Levothyroxin-Wirkung. Protease-Inhibitoren und Tyrosinkinase-Inhibitoren (z. B. Imatinib, Sunitinib, Sorafenib, Motesanib) können die Levothyroxin-Wirkung verringern.

Verbesserung der Adhärenz

- Kalenderpackung mit Angabe der Wochentage auf dem Blister.
- Bei Schluckbeschwerden Auflösen in Wasser und Verabreichen als Suspension möglich.
- Kombinationspräparate für verbesserte Wirkung und vereinfachte Einnahme: mit Kaliumiodid (Eferox® Jod, Thyronajod®, L-Thyrox® Jod HEXAL®) oder Liothyronin (Novothyral®).

Sonstiges Meist lebenslange Therapie erforderlich. In der Schwangerschaft muss die Therapie in der Regel mit höheren Dosierungen konsequent fortgeführt werden. **Vorsicht:** Wegen geringer therapeutischer Breite ein WS der sog. Substitutionsausschlussliste des Gemeinsamen Bundesausschusses (G-BA).

Lorazepam

Präparate Tavor®, Lorazepam dura®, Lorazepam ARISTO® und weitere Generika

Patientengespräch

Wirkung Das Benzodiazepin Lorazepam wirkt vor allem beruhigend und krampflösend, indem es im Gehirn an speziellen Bindungsstellen angreift. Durch die WW mit diesen Bindungsstellen wird die Wirkung des körpereigenen, entspannend wirkenden Neurotransmitters γ-Aminobuttersäure verstärkt.

Einnahme Bei Angst- u. Spannungszuständen 2–3 × tgl. unabhängig von den Mahlzeiten oder abends als Einzelgabe einnehmen, dann jedoch nicht auf vollen Magen (Hangover-Effekte aufgrund des verzögerten Wirkeintritts am nächsten Morgen möglich). Die Dosierung zur Sedierung vor und nach operativen Eingriffen wird individuell festgelegt.

UAW Sehr häufig Müdigkeit, häufig Verwirrtheit, Depression, Schwindel und Muskelschwäche. Bei „paradoxer" Reaktion (z. B. Angst, Erregungszustände, Aufgeregtheit usw.) muss Lorazepam abgesetzt werden.
Vorsicht: Da Lorazepam ein hohes Abhängigkeitspotenzial besitzt, besteht bereits bei tgl. Einnahme über wenige Wo die Gefahr einer psychischen und physischen Abhängigkeit. Einnahme nur über kurzen Zeitraum (2–4 Wo) und nach sorgfältiger Indikationsstellung. Entzugssyndrom nach längerer Einnahme möglich.

Lebensführung

- Auch bei bestimmungsgemäßem Gebrauch kann die Fähigkeit zur aktiven Teilnahme am Straßenverkehr und zum Bedienen von Maschinen erheblich beeinträchtigt sein, bes. im Zusammenwirken mit Alkohol. In den ersten Tagen der Behandlung solche Tätigkeiten vermeiden. Alkohol während der Behandlung meiden.
- Bei der Anwendung als Schlafmittel ausreichende Schlafzeit (7–8 h) einplanen: Sonst Hangover-Effekte möglich.

Hinterkopf

Indikation Symptomatische Kurzzeitbehandlung von Angst-, Spannungs- und Erregungszuständen sowie dadurch bedingten Schlafstörungen und Sedierung vor diagnostischen sowie vor und nach operativen Eingriffen.

Dosierung Angst- und Spannungszustände: 0,5–2,5 mg/d. Sedierung vor Eingriffen: 1–2,5 mg am Vorabend und/oder 2–4 mg vor dem Eingriff. Sedierung nach Eingriffen: 1–2,5 mg in geeigneten Abständen.

Interaktionen **Vorsicht:** Alkohol und andere zentral dämpfende AM (z. B. Hypnotika, Neuroleptika, Anxiolytika, Antidepressiva usw.) verstärken sich gegenseitig in ihrer zentral dämpfenden Wirkung. Verstärkung der Wirkung von Analgetika und Muskelrelaxanzien. Valproinsäure verstärkt die Wirkung von Lorazepam. Ausgeprägte Dämpfung unter Einnahme von Clozapin. Theophyllin schwächt die Wirkung von Lorazepam ab.

Verbesserung der Adhärenz **Vorsicht:** Die verordnete Darreichungsform sollte nicht ausgetauscht werden. Wenn schnell freisetzende Tavor® expidet® verordnet sind, diese nicht gegen normale Tbl. austauschen. Notfalls Pharmazeutische Bedenken geltend machen.

Metamizol (Novaminsulfon)

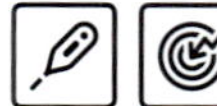

Präparate Novalgin®, Novaminsulfon-ratiopharm®, Metamizol HEXAL® und weitere Generika

Patientengespräch

Wirkung Das Pyrazolderivat wirkt schmerzstillend, fiebersenkend und entspannend auf die Muskulatur. Wie die Substanz genau wirkt, konnte bisher nicht abschließend geklärt werden. Aufgrund seiner Wirkungen kommt es zu einer Verbesserung der Lebensqualität und zur Verhinderung der Bildung eines „Schmerzgedächtnisses".

Einnahme 1–4 × tgl. unzerkaut mit ausreichend Flüssigkeit unabhängig von den Mahlzeiten; grundsätzlich die niedrigste noch wirksame Dosis verwenden. Bei längerfristiger Therapie sind regelmäßige Blutbildkontrollen erforderlich.

UAW Rotfärbung des Urins, Überempfindlichkeitsreaktionen (Schock, Agranulozytose, Hautreaktion, Analgetika-Asthma);
sehr selten, aber lebensbedrohlich: Schock und Agranulozytose. Bei den ersten Anzeichen wie entzündlichen Schleimhautveränderungen, z. B. im Mund- und Halsbereich, hohem Fieber, Halsschmerzen oder unerwarteter Verschlechterung des Allgemeinbefindens WS sofort absetzen und Arzt aufsuchen. Das Risiko steigt, wenn Metamizol > 1 Wo angewendet wird.

Lebensführung
Bei akuten Verletzungen betroffenen Körperteil ruhigstellen. Bei Arthrosen und chronischen Rückenschmerzen Bewegungstherapie und Physiotherapie anwenden.

Hinterkopf

Indikation Koliken, hohes Fieber, das mit Paracetamol und NSAID nicht gesenkt werden kann, und stärkere Schmerzen (z. B. nach Operationen und Traumen, Tumorschmerz); auf Intensivstationen häufig 1. Wahl zur Schmerzmedikation.

Dosierung Erw. und Jugendliche >15 J: 500–1000 mg als ED, max. 4000 mg/d, Kinder <15 J, alle 4–8 h: Dosierung nach KG und Alter. Verschiedene Darreichungsformen: peroral in Form von Tbl. und Tr., als Lsg. i.v. bzw. i.m. oder rektal in Form von Zäpfchen.

Interaktionen **Vorsicht:** Chlorpromazin (schwere Hypothermie möglich). Wirkungsabschwächung von Ciclosporin bei gleichzeitiger Einnahme. Wirkungsverstärkung von oralen Antikoagulanzien möglich.

Metformin

Präparate Siofor®, Glucophage®, Metformin-1 A Pharma® und weitere Generika

Patientengespräch

Wirkung Das Biguanid Metformin senkt bei Diabetikern den Blutzuckerspiegel. Der Effekt kommt über drei Mechanismen zustande: Aus der Nahrung wird weniger Zucker aufgenommen, die Leber gibt weniger Zucker an die Blutbahn ab und der im Blut transportierte Zucker wird besser in die Körperzellen aufgenommen. Der WS beeinflusst nicht die körpereigene Insulinproduktion.

Einnahme 1–3 × tgl. unzerkaut mit ausreichend Flüssigkeit unmittelbar nach einer Mahlzeit.

UAW Sehr häufig (meist in der Einstellungsphase u. vorübergehend) M/D-Beschwerden und metallischer Geschmack.
Vorsicht: Bei Verdacht auf Laktatazidose (typ. Symptome: Übelkeit, Bauchschmerzen, Hyperventilation und Benommenheit) Therapie sofort abbrechen u. Arzt aufsuchen.

Lebensführung

- Diät einhalten, Übergewicht auf BMI < 25 reduzieren.
- Körperliche Überanstrengung meiden. Bei Kombination mit Insulin oder Sulfonylharnstoffen kann es zu Unterzuckerungen kommen.
- Alkoholhaltige Getränke einschränken.
- Nicht rauchen.

Hinterkopf

Indikation Typ-2-Diabetes.

Dosierung 1–3 × tgl. 500–1000 mg Metforminhydrochlorid.

Interaktionen Vorsicht: Iodhaltige Kontrastmittel, Arzneimittel mit intrinsischer hyperglykämischer Aktivität (z. B. systemisch und lokal angewendete Glucocorticoide und Sympathomimetika) erhöhen den Blutzuckerspiegel. ACE-Hemmer senken den Blutzuckerspiegel. Alkohol und Diuretika erhöhen das Risiko einer Lactatazidose (sehr seltene, jedoch schwerwiegende metabolische Komplikation, die durch eine Akkumulation von Metformin verursacht werden kann). Alkohol kann die Blutglucose-Konzentration senken und so die blutzuckersenkende Wirkung von Metformin verstärken.

Verbesserung der Adhärenz

- Kombinationspräparate für verbesserte Wirkung u. vereinfachte Einnahme: mit Sitagliptin (Janumet®, Velmetia®), Saxagliptin (Komboglyze®), Pioglitazon (Competact®) oder Dapagliflozin (Xigduo®).
- Um M/D-Beschwerden zu verhindern, Metformin während oder unmittelbar nach dem Essen einnehmen, die Tagesdosis auf 2–3 Gaben verteilen und die Dosis zu Beginn langsam steigern.

Metoclopramid

Präparate Paspertin®, MCP STADA® 10 mg Tabletten, MCP AL retard Kapseln, MCP-ratiopharm® 1 mg/ml Lösung und weitere Generika

Patientengespräch

Wirkung Der WS greift am sog. Brechzentrum im Gehirn an und unterdrückt auf diese Weise Übelkeit und Brechreiz. Gleichzeitig blockiert er im M/D-Bereich die Bindungsstellen für den körpereigenen Botenstoff Dopamin. Dadurch beschleunigt er die Magenentleerung und regt die Darmbewegung an.

Einnahme Bis zu 3 × tgl. jeweils ca. 30 min vor den Mahlzeiten unzerkaut mit Flüssigkeit einnehmen. Bei Migräne 15–30 min vor der Schmerzmitteleinnahme.

UAW Durchfall, Müdigkeit, Kopfschmerzen und Schwindel. Extrapyramidale Erkrankungen können besonders bei Kindern und jungen Erw. und/oder bei der Anwendung höherer Dosen auftreten. MCP beim Auftreten solcher Beschwerden unverzüglich absetzen.

Lebensführung

- MCP kann auch bei bestimmungsgemäßem Gebrauch das Reaktionsvermögen beeinflussen. Achtung im Straßenverkehr.
- Alkohol meiden.

Hinterkopf

Indikation Symptomatische Behandlung von Übelkeit und Erbrechen einschließlich Beschwerden, die durch akute Migräne hervorgerufen werden, Vorbeugung von nach Chemotherapie oder Strahlentherapie auftretender Übelkeit und Erbrechen und Prävention von Übelkeit und Erbrechen nach Operationen.

Dosierung Bis zu 3 × tgl. 10 mg, max. TD 30 mg oder 0,5 mg/kg KG; Kinder und Jugendliche nach KG bis zu 3 × tgl. Im Handel gibt es Tbl., Retardkps., Ampullen, Lösung zum Einnehmen und Zäpfchen.

Interaktionen **Vorsicht:** Die Resorption von Alkohol, zentral dämpfenden AM, Paracetamol, Levodopa und verschiedenen Antibiotika steigt. Die Resorption von Digoxin und Cimetidin wird vermindert. Anticholinergika vermindern die MCP-Wirkung.

Verbesserung der Adhärenz Kombinationspräparate für verbesserte Wirkung und vereinfachte Einnahme: mit Paracetamol (Migraeflux® MCP).

Metoprolol

 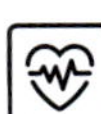 

Präparate Beloc-Zok® (Herz 23,75 mg; mite 47,5 mg; 95 mg; forte 190 mg), Jutabloc®, Metobeta® und weitere Generika

Patientengespräch

Wirkung Metoprolol senkt den Blutdruck, indem es im Körper die sog. β-Rezeptoren blockiert. Außerdem drosselt es die Anzahl der Herzschläge und den Sauerstoffbedarf des Herzens. Die übermäßige Herzarbeit wird gedrosselt. Der Betablocker wirkt kardioselektiv, d. h. Metoprolol wirkt viel stärker an β_1- als an β_2-Rezeptoren. Daher gibt es weniger β_2-vermittelte UAW, z. B. an der glatten Muskulatur von Bronchien und Gefäßen oder der enzymatischen Stoffwechselregulation. Metoprolol ist damit besser verträglich.

Einnahme Unretardierte Präparate 2 × tgl., retardierte Präparate 1 × tgl. jeweils unzerkaut mit ausreichend Flüssigkeit unabhängig von den Mahlzeiten. Ein- und ausschleichende Dosierung erforderlich.

UAW Sehr häufig zentralnervöse Störungen wie Müdigkeit, Schwindelgefühle und Kopfschmerzen, insbes. zu Behandlungsbeginn; häufig M/D-Beschwerden, kalte Extremitäten und Atemnot.
Vorsicht: Betablocker können die Wahrnehmung einer Unterzuckerung sowie Symptome einer Thyreotoxikose (lebensbedrohliche Stoffwechselentgleisung) beeinträchtigen. Bei Kontaktlinsenträgern ist eine Verminderung der Tränenflüssigkeit möglich.

Lebensführung

- Auf gesunde Ernährung achten und Übergewicht auf BMI < 25 reduzieren, Kochsalzkonsum (max. 5–6 g/d) und Alkoholkonsum (max. 20 g/d bei Männern und max. 10 g/d bei Frauen) einschränken.
- Regelmäßige Bewegung, z. B. moderates dynamisches Training für mind. 20 min an 5–7 d/Wo.
- Nicht rauchen.

Hinterkopf

Indikation Bluthochdruck, Angina pectoris, Herzrhythmusstörungen, akutem Herzinfarkt, Infarkt- und Migräneprophylaxe.

Dosierung 50–200 mg/d Metoprololtartrat bzw. 24–190 mg/d Metoprololsuccinat. **Vorsicht:** Im Handel gibt es zwei unterschiedliche Salze: Metoprololtartrat und Metoprololsuccinat. Die Salze sind wegen ihres unterschiedlichen Gehalts nicht untereinander austauschbar. Metoprololtartrat gibt es a) unretardiert (2 × tgl. Einnahme nötig wegen ausgeprägtem First-pass-Effekt), b) mit einer Retardierung 1. Ordnung (1 × tgl. Einnahme, weniger gleichmäßige Freisetzung) und c) mit ZOK-Retardierung, also Retardierung 0. Ordnung (1 × tgl. Einnahme, konstante Freisetzung). Metoprololsuccinat gibt es lediglich in der ZOK-Retardierung. Die Namenszusätze machen sichtbar, ob eine ZOK-Retardierung vorliegt (NK, NT, O. K., Zero, Z, ZNT, ZOT). Austausche innerhalb der unterschiedlichen Kinetiken (z. B. 1. Ordnung gegen 0. Ordnung) sind problematisch und sollten bei Folgeverordnungen mit dem Arzt abgesprochen werden.
Achtung: Es gibt immer wieder Lieferengpässe bei den Präparaten 0. Ordnung. Austausch in Präparat mit anderer Kinetik zuvor mit Arzt abklären.

Interaktionen **Vorsicht:** Erhöhtes Risiko einer Hypoglykämie durch verstärkte Wirkung von oralen Antidiabetika und Insulin. Metoprolol und Calciumantagonisten, Antihypertensiva und Antiarrhythmika verstärken sich gegenseitig. NSAID und ASS in analgetischen Dosen vermindern die anithypertensive Wirkung.

Verbesserung der Adhärenz Kombinationspräparate für verbesserte Wirkung und vereinfachte Einnahme: mit Nifedipin (Belnif®), HCT (Beloc-Zok® comp), Felodipin (Mobloc®, Ivabradin (Implicor®) oder Chlortalidon (Prelis® comp).

Mirtazapin

Präparate Remergil SolTab®, Mirtazapin-ratiopharm®, Mirtazapin-biomo® und weitere Generika

Patientengespräch

Wirkung Mirtazapin greift in die Übermittlung von Signalen im Gehirn ein, indem es die Wirkungsdauer von stimmungsaufhellend wirkenden Botenstoffen im Gehirn erhöht. Dadurch kommt die stimmungsaufhellende, depressions- und angstlösende, psychomotorisch dämpfende und sedierende Wirkung zustande.

Einnahme Unzerkaut mit Flüssigkeit als ED am Abend vor dem Schlafengehen. Auch möglich: Aufteilung auf zwei Dosen, wobei die höhere Dosis abends, die niedrigere morgens eingenommen wird.

UAW Gewichtszunahme, Schläfrigkeit, Sedierung, Kopfschmerzen, trockener Mund und verstärkter Appetit.

Lebensführung

- Entspannungstechniken wie autogenes Training und progressive Muskelrelaxation.
- Während der Therapie Alkohol meiden.

Hinterkopf

Indikation Depressive Erkrankungen (Episoden einer Major Depression), Schmerzen.

Dosierung 15–45 mg ED, Anfangsdosis: 15 oder 30 mg; bei depressiven Beschwerden Einnahme mind. 6 Mon. Ein- und ausschleichend dosieren.

Interaktionen **Vorsicht:** Andere serotonerge WS wie Tryptophan, Triptane, Tramadol, SSRI, Venlafaxin, Lithium und Johanniskraut: Gefahr eines Serotonin-Syndroms. Nicht gleichzeitig mit MAO-Hemmern anwenden. Bei Umstellung sind 2 Wo Einnahmeabstand nötig.

Verbesserung der Adhärenz

- Im Handel sind Filmtbl., Schmelztbl. und Lsg. Die Stückzahlen von Tbl. und Schmelztbl. innerhalb einer N-Stufe unterscheiden sich (N1 enthält z. B. 20 Tbl., aber nur 18 Schmelztbl.).
- Filmtbl. enthalten Mirtazapin-Hemihydrat, Schmelztbl. reines Mirtazapin.

Mometason

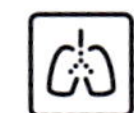
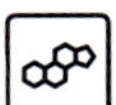

Präparate Ecural® (Fettcreme, Salbe, Lösung), Nasonex® Nasenspray, Asmanex® Twisthaler® und weitere Präparate

Patientengespräch

Wirkung Mometasonfuroat zählt zu den topischen Glucocorticoiden mit starker Wirkung (Klasse III) und ist mit dem körpereigenen Cortison verwandt. Angewendet wird es, um chronisch-entzündliche Reaktionen im Körper zu vermindern. Mometason hemmt körpereigene Prozesse, die eine Entzündung im Körper immer weiter nähren. So kann sich bei chronischen Erkrankungen die Entzündung verselbstständigen und durch Schwellungen der betroffenen Haut bzw. Schleimhaut zu weitreichenden Beschwerden führen. Mometason besitzt entzündungshemmende, immunsuppressive, antiallergische und juckreizstillende Eigenschaften.

Anwendung **Dermal:** 1 × tgl. dünn auftragen, **intranasal:** 1 × tgl. einsprühen, **inhalativ:** morgens und abends oder nur abends inhalieren. Mund nach der Inhalation ausspülen.

UAW **Dermal:** häufig Brennen und Hautreaktionen sowie Kribbeln und Stechen am Applikationsort, **intranasal:** häufig Nasenbluten, Pharyngitis, Brennen in der Nase und Kopfschmerzen, **inhalativ:** sehr häufig orale Candidose, häufig Pharyngitis, Stimmstörungen und Kopfschmerzen.
Vorsicht: Auch wenn der WS nicht oral eingenommen wird, kann es bei zu hohen Dosen über längere Zeiträume zu systemischen UAW der Glucocorticoide kommen (Cushing-Syndrom, Wachstumsverzögerung bei Kindern und Jugendlichen usw). Keine Sofortwirkung bei Asthma, nicht zur Akutbehandlung von Atemnotanfällen geeignet. Wirkeintritt erst nach 1 Wo.

Lebensführung

- Prävention von Asthma: Auslöser vermeiden, bei allergisch bedingtem Asthma Hyposensibilisierung in Erwägung ziehen.
- Raucherentwöhnung bei Rauchern.

- Nichtmedikamentöse Behandlung: Asthmaschulung, Physiotherapie und körperliches Training.

Hinterkopf

Indikation **Dermal:** Entzündliche und juckende Hauterkrankungen, die auf eine äußere Behandlung mit Glucocorticoiden ansprechen (Psoriasis, atopische Dermatitis und Kontaktdermatitis), **intranasal:** Saisonale allergische oder perenniale Rhinitis und Nasenpolypen, **inhalativ:** Asthma bronchiale.

Dosierung **Dermal:** Erw. und Kinder > 2 J: 1 × tgl., nicht großflächig oder auf verletzte Haut und Schleimhäute aufbringen. Therapie max. 3 Wo, ausschleichen. **Intranasal:** Erw. und Kinder > 12 J: initial 100 µg/Nasenloch, Erhöhung bis auf 200 µg möglich, nach Kontrolle der Symptome 50 µg/Nasenloch; Kinder > 6 J: 50 µg/Nasenloch. **Inhalativ:** Erw. und Kinder > 12 J: 400 µg/d, verteilt auf 1–2 Dosen, Erhöhung bis auf 2 × 400 µg/d möglich, nach Kontrolle der Symptome ggf. auf 200 µg/d reduzieren.

Interaktionen **Vorsicht:** Klinisch signifikante WW sind eher unwahrscheinlich, jedoch besteht möglicherweise ein Risiko erhöhter systemischer Exposition gegenüber Mometason, wenn potente CYP3A4-Inhibitoren (wie z. B. Ketoconazol, Itraconazol, Nelfinavir und Ritonavir) gleichzeitig angewendet werden.

Verbesserung der Adhärenz Kombinationspräparate für verbesserte Wirkung und vereinfachte Anwendung: mit Indacaterol (Atectura® Breezehaler®) zur Behandlung von Asthma.

Sonstiges Seit Oktober 2016 ist Mometason Nasenspray unter best. Bedingungen aus der Verschreibungspflicht entlassen. Voraussetzungen für Abgabe ohne Rezept: Saisonale allergische Rhinitis, Erstdiagnose durch Arzt erfolgt, max. TD 200 µg, nur für Erwachsene.

Moxonidin

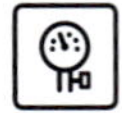

Präparate Physiotens®, Moxobeta®, Moxonidin-CT und weitere Generika

Patientengespräch

Wirkung Moxonidin stammt aus der Gruppe der zentral wirksamen Antihypertensiva. Durch Angriff an bestimmten Rezeptoren hemmt es die Sympathikus-Aktivität. Dadurch sinken Blutdruck, Herzzeitvolumen und Frequenz.

Einnahme Morgens unzerkaut mit ausreichend Flüssigkeit zu oder nach einer Mahlzeit einnehmen.

UAW Sehr häufig Mundtrockenheit, häufig Schlaflosigkeit, gestörte Denkprozesse, Kopfschmerzen, Benommenheit/Schwindel, Somnolenz und M/D-Beschwerden.

Lebensführung

- Auf gesunde Ernährung achten und Übergewicht auf BMI < 25 reduzieren, Kochsalzkonsum (max. 5–6 g/d) und Alkoholkonsum (max. 20 g/d bei Männern und max. 10 g/d bei Frauen) einschränken oder besser meiden.
- Regelmäßige Bewegung, z. B. moderates dynamisches Training für mind. 20 min an 5–7 d/Wo.
- Nicht rauchen.

ꝏ Hinterkopf

Indikation Bluthochdruck.

Dosierung Initial 1 × tgl. 0,2 mg, bei unzureichender Wirkung nach 3 Wo auf 0,4 mg steigern, weitere Steigerung bis auf 0,6 mg möglich. Höhere Dosen auf 2 ED morgens und abends verteilen. Einschleichende Dosierung notwendig. Nach längerer Therapie ausschleichend absetzen.

Interaktionen **Vorsicht:** Die Einnahme weiterer Antihypertensiva führt zu einer verstärkten Blutdrucksenkung. Trizyklische Antidepressiva: Wirkung von Moxonidin vermindert, sedative Wirkung der Antidepressiva erhöht; Sedativa und Hypnotika (und Alkohol): sedative Wirkung erhöht.

Nebivolol

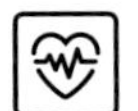

Präparate Nebilet®, Nebivolol Heumann, Nebivolol STADA® und weitere Generika

Patientengespräch

Wirkung Nebivolol senkt den Blutdruck, indem es im Körper die sog. β-Rezeptoren blockiert. Außerdem drosselt es die Anzahl der Herzschläge und den Sauerstoffbedarf des Herzens. Die übermäßige Herzarbeit wird gedrosselt. Der Betablocker wirkt kardioselektiv, d. h. Nebivolol wirkt viel stärker an β_1- als an β_2-Rezeptoren. Daher gibt es weniger β_2-vermittelte UAW, z. B. an der glatten Muskulatur von Bronchien und Gefäßen oder der enzymatischen Stoffwechselregulation. Nebivolol ist damit besser verträglich.

Einnahme 1 × tgl. unzerkaut mit ausreichend Flüssigkeit zur Mahlzeit. Wichtig: Regelmäßig und immer zur gleichen Tageszeit einnehmen.

UAW Häufig verlangsamter Herzschlag, Müdigkeit, Schwindel, Kopfschmerzen, M/D-Beschwerden, Atembeschwerden und Ödeme; kalte Extremitäten.
Vorsicht: Betablocker können die Wahrnehmung einer Unterzuckerung sowie Symptome einer Thyreotoxikose (lebensbedrohliche Stoffwechselentgleisung) beeinträchtigen. Bei Kontaktlinsenträgern ist eine Verminderung der Tränenflüssigkeit möglich.

Lebensführung

- Auf gesunde Ernährung achten und Übergewicht auf BMI < 25 reduzieren, Kochsalzkonsum (max. 5–6 g/d) und Alkoholkonsum (max. 20 g/d bei Männern und max. 10 g/d bei Frauen) einschränken.
- Regelmäßige Bewegung, z. B. moderates dynamisches Training für mind. 20 min an 5–7 d/Wo.
- Nicht rauchen.

Hinterkopf

Indikation Essentielle Hypertonie und chronische Herzinsuffizienz.

Dosierung Hypertonie: 1 × tgl. 5 mg, bei Patienten >65 J initial 2,5 mg. Blutdrucksenkung nach 1–2 Wochen, optimale Wirkung gelegentlich erst nach 4 Wochen. Therapie ausschleichend beenden. Nicht ohne ärztlichen Rat absetzen.

Chronische Herzinsuffizienz: initial 1 × tgl. 1,25 mg, Steigerung bis auf max. 1 × tgl. 10 mg. Therapiebeginn und jede Dosissteigerung unter ärztlicher Überwachung.

Interaktionen Vorsicht: Calciumantagonisten vom Dihydropyridintyp erhöhen das Hypotonie-Risiko. Antipsychotika, trizyklische Antidepressiva, Barbiturate, Phenothiazine, Nitrate und Antihypertensiva verstärken die Nebivolol-Wirkung. Auch halogenierte Anästhetika, Baclofen und Amifostin verstärken die Nebivolol-Wirkung. Werden Antidiabetika gleichzeitig eingenommen, steigt das Hypoglykämie-Risiko. Sympathomimetika schwächen die Nebivolol-Wirkung ab. Bei der gleichzeitigen Anwendung von Amiodaron kann die Wirkung auf die atrioventrikuläre Überleitungszeit potenziert werden.

Omeprazol

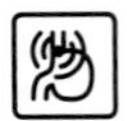

Präparate Antra MUPS®, Omep® HEXAL (MUT®), Omeprazol-ratiopharm® NT und weitere Generika

Patientengespräch

Wirkung Der Protonenpumpenhemmer (PPI) Omeprazol hemmt die Ausschüttung von Magensäure aus den sog. Belegzellen der Magenschleimhaut. Er blockiert dort die Protonenpumpen, die über einen Pumpenmechanismus für die Freisetzung der Magensäure verantwortlich sind. Dadurch verringert sich die Magensäureproduktion. Daher verwendet man Omeprazol zur Ausheilung oder Vorbeugung von chronischen Magenschleimhautentzündungen oder Magengeschwüren.

Einnahme 1 × tgl. unzerkaut mit ausreichend Flüssigkeit 30 min vor dem Frühstück (bzw. vor dem Abendessen).

UAW Häufig Kopfschmerzen, Bauchschmerzen, Verstopfung, Durchfall, Blähungen, Übelkeit und Erbrechen.
Vorsicht: Bei unbeabsichtigtem Gewichtsverlust, Erbrechen oder Teerstühlen Verdacht auf maligne Erkrankung: Arztbesuch erforderlich. Kann langfristig zu Vitamin-B_{12}-Mangel (Müdigkeit) führen (Kontrolle durch den Arzt). Kann langfristig zu Magnesiummangel führen (Erschöpfungszustände, Muskelkrämpfe, Herzrhythmusstörungen oder Schwindelgefühle möglich).

Lebensführung

- Auf säurelockende Lebensmittel verzichten: Kaffee, Alkohol, Süßes.
- Scharfe Gewürze meiden.
- Nikotin und Stress reduzieren.
- Entspannungsmethoden zur besseren Stressbewältigung.
- Bei Sodbrennen mit erhöhtem Kopfteil schlafen.

Hinterkopf

Indikation Behandlung und Prophylaxe von peptischen Ulzera, (Langzeit-)Behandlung von Refluxösophagitis, Behandlung des Zollinger-Ellison-Syndroms, Ulkusprophylaxe unter der Therapie von NSAID (auch ASS zur Thrombozytenaggregationsprophylaxe), möglicher Bestandteil der sog. Tripel-Therapie bei der Eradikation des Helicobacter pylori und in der Selbstmedikation zur kurzzeitigen Behandlung von Refluxsymptomen (saures Aufstoßen und Sodbrennen).

Dosierung Standarddosierung: 1 × 20 mg/d, individuell 1 × 10 bis max. 2 × 40 mg/d, in der Selbstmedikation für max. 14 d 20 mg/d. In der ärztlichen Therapie meist Dauermedikation. Im Handel gibt es msr. Hartkps., msr. Kps, msr. Tbl., Kps. mit msr. Pellets, Multiple Unit Pellet System (MUPS®), Multiple Unit Tablet (MUT®).

Interaktionen Vorsicht: Beeinflussung der Wirkung von AM mit pH-abhängiger Resorption: Dadurch verstärkte Wirkung von Digoxin, verminderte Wirkung von Clopidogrel, Ketoconazol und Itraconazol.
Beeinflussung über CYP2C19-Inhibition: Verstärkte Wirkung von oralen Antikoagulanzien (Warfarin, Cumarin, Phenprocoumon), Diazepam und Phenytoin. Verstärkte Toxizität von Methotrexat und Tacrolimus.

Verbesserung der Adhärenz

- Kombinationspräparate für verbesserte Wirkung und vereinfachte Einnahme: mit Amoxicillin und Clarithromycin (Omep® Plus Amoxi.+Clari.) zur Eradikation des Helicobacter pylori.
- Der WS ist säurelabil. Schutz des WS durch msr. Formulierung. Kps. dürfen nicht zerkleinert oder gemörsert werden, sondern müssen als Ganzes geschluckt werden. Bei Schluckbeschwerden auf Kps. mit msr. Pellets ausweichen: Kps. öffnen und die Pellets mit Wasser oder saurem Saft (Orangensaft) einnehmen. MUPS® oder MUT® sind Presslinge aus msr. Mikropellets, die im Kern Omeprazol enthalten. Sie dürfen ebenfalls nicht zermösert werden, können aber vor der Einnahme in Wasser suspendiert werden und sind auch sondengängig.

Opipramol

Präparate Opipram®, Insidon®, Opipramol-Actavis und weitere Generika

Patientengespräch

Wirkung Der WS greift im Gehirn an speziellen Bindungsstellen an. Durch WW mit diesen Bindungsstellen ergibt sich ein beruhigender Effekt, der Ängsten entgegenwirkt und allgemein die Stimmungslage verbessert.

Einnahme Während oder nach den Mahlzeiten mit ausreichend Flüssigkeit. Eine 1 × tgl. Gabe sollte stets abends erfolgen, 2 Tagesgaben sind auf morgens und abends, 3 Gaben auf morgens, mittags und abends aufzuteilen. Da der Wirkeintritt erst allmählich erfolgt, AM mind. 2 Wo regelmäßig einnehmen.

UAW Häufig, bes. zu Therapiebeginn, Mundtrockenheit, verstopfte Nase, Hypotonie, orthostatische Dysregulation und Müdigkeit.

Lebensführung

- Entspannungstechniken wie autogenes Training oder progressive Muskelrelaxation.
- Alkohol meiden.

Hinterkopf

Indikation Generalisierte Angststörung und somatoforme Störungen.

Dosierung Individuell nach Art und Schwere der Erkrankung. 200 mg/d (morgens und mittags je 50 mg, abends 100 mg), max. 3 × tgl. 100 mg, allgemein nach 1–2 Mon langsam absetzen.

Interaktionen **Vorsicht:** Alkohol und Opipramol verstärken sich gegenseitig in ihrer Wirkung. Die Wirkung zentral dämpfender AM und starker Anticholinergika (z. B. Antiparkinsonmittel und Phenothiazine) wird verstärkt. SSRI wie z. B. Fluoxetin und Neuroleptika (z. B. Phenothiazine) erhöhen die Wirkung von Opipramol. **Vorsicht:** Mind. 14 d Behandlungsabstand zu MAO-Hemmern (schwere UAW) und QT-Zeit-verlängernden Stoffen (bestimmte Antiarrhythmika, Antibiotika, Antihistaminika und Neuroleptika erhöhen das Risiko von Herzrhythmusstörungen). Die gleichzeitige Anwendung von Betablockern (z. B. Propranolol), Antiarrhythmika der Klasse IC sowie AM aus der Gruppe der trizyklischen Antidepressiva kann zur Veränderung der Plasmakonzentration dieser AM und von Opipramol führen. Barbiturate und Antikonvulsiva können die Wirkung von Opipramol abschwächen.

Sonstiges Im Handel gibt es Filmtbl. und Lsg.

Pantoprazol

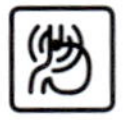

Präparate Pantozol®, Rifun®, Pantoprazol-ratiopharm® und weitere Generika

Patientengespräch

Wirkung Der Protonenpumpenhemmer (PPI) Pantoprazol hemmt die Ausschüttung von Magensäure aus den sog. Belegzellen der Magenschleimhaut. Er blockiert dort die Protonenpumpen, die über einen Pumpenmechanismus für die Freisetzung der Magensäure verantwortlich sind. Dadurch verringert sich die Magensäureproduktion. Daher verwendet man Pantoprazol zur Ausheilung oder Vorbeugung von chronischen Magenschleimhautentzündungen oder Magengeschwüren.

Einnahme Unzerkaut mit ausreichend Flüssigkeit 1 h vor dem Frühstück (bzw. vor dem Abendessen).

UAW Gelegentlich Kopfschmerzen, Schwindel und M/D-Beschwerden. **Vorsicht:** Bei erheblichem, unbeabsichtigtem Gewichtsverlust, Erbrechen oder Teerstühlen Verdacht auf maligne Erkrankung: Arztbesuch erforderlich. Kann langfristig eingenommen zu Vitamin-B_{12}-Mangel (Müdigkeit) führen (Kontrolle durch den Arzt).

Lebensführung

- Auf säurelockende Lebensmittel verzichten: Kaffee, Alkohol, Süßes.
- Scharfe Gewürze meiden.
- Nikotin und Stress reduzieren.
- Entspannungsmethoden zur besseren Stressbewältigung.
- Bei Sodbrennen mit erhöhtem Kopfteil schlafen.

Hinterkopf

Indikation Magen- und Zwölffingerdarmgeschwüre, säurebedingte Entzündung der Speiseröhre (Refluxösophagitis), Sodbrennen, saures Aufstoßen, vorbeugende Langzeittherapie bei Refluxösophagitis und Zwölffingerdarmgeschwür, Eradikation des Helicobacter pylori als Tripel-Therapie mit Antibiotikum und in der Selbstmedikation zur kurzzeitigen Behandlung von Refluxsymptomen (saures Aufstoßen und Sodbrennen).

Dosierung 1–2 × tgl. 20–40 mg, bei Zollinger-Ellison-Syndrom max. 2 × tgl. 80 mg, in der Selbstmedikation: 20 mg/d für max. 14 d, in der ärztlichen Therapie zur Behandlung der Refluxösophagitis: 4 bis max. 8 Wo.

Interaktionen Vorsicht: Da Pantoprazol das Isoenzym CYP2C19 hemmt, gibt es WW mit WS, die ebenfalls über dieses Isoenzym verstoffwechselt werden (z. B. Phenprocoumon, Warfarin, Clopidogrel, Diazepam und Phenytoin). Außerdem ist von einer Beeinflussung der Wirkung bei WS mit pH-abhängiger Resorption (Vitamin B_{12}, Ketoconazol und Itraconazol) auszugehen.

Verbesserung der Adhärenz

- Kombinationspräparate für verbesserte Wirkung und vereinfachte Einnahme: mit Amoxicillin und Clarithromycin (oder Metronidazol) (Zacpac®) zur Eradikation des Helicobacter pylori.
- Der WS ist säurelabil, Schutz des WS durch msr. Formulierungen. Tbl. nicht zerkleinern oder mörsern. Bei Schluckbeschwerden mit Arzt abklären, ob auf andere Protonenpumpenhemmer wie z. B. Omeprazol (in Antra MUPS® oder in Omep® MUT®) bzw. Esomeprazol (in Nexium® mups) ausgewichen werden kann. Diese Arzneiformen können bei Bedarf geöffnet und mit Wasser oder saurem Saft dispergiert werden. Sie sind auch sondengängig (siehe auch Profile Omeprazol und Esomeprazol).

Prednisolon

 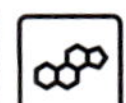 

Präparate Decortin® H Tbl., Klismacort® 100 mg Rektalkps., Lygal® Kopftinktur, Solu- Decortin® H, Inflanefran® forte Augentropfen, Linola® HN Creme, Dontisolon® D Mundheilpaste und weitere Präparate

Patientengespräch

Wirkung Das Glucocorticoid ist mit dem körpereigenen Cortison verwandt. Angewendet wird es, um chronisch-entzündliche Reaktionen im Körper zu vermindern. Prednisolon hemmt körpereigene Prozesse, die eine Entzündung im Körper immer weiter nähren. Der WS besitzt entzündungshemmende, immunsuppressive, antiallergische und juckreizstillende Eigenschaften.

Anwendung Tbl. zu oder nach dem Frühstück (zw. 6 und 8 Uhr) mit ausreichend Flüssigkeit. Hohe und mittlere TD können auf mehrere ED verteilt werden. Als Dauertherapie entweder tgl. (zirkadiane Therapie) oder jeden 2. Tag (alternierende Therapie). **Dermal:** 1–2 × tgl., **rektal:** bis zu 2 × tgl., bei Säuglingen und Kleinkindern über max. 2 d, **okulär:** 4 × tgl.

UAW Bei kurzfristiger Anwendung (< 10 d) geringe UAW. Bei längerfristiger Anwendung verminderte Glucosetoleranz, Stammfettsucht, Vollmondgesicht, Osteoporose, Muskelschwäche, M/D-Ulzera, Veränderungen am Auge (Glaukom, Katarakt) usw. Bei längerfristiger dermaler Anwendung systemische UAW sowie Hautatrophien möglich.

Lebensführung

- Viel Bewegung.
- Bewusste Ernährung mit viel Obst (bes. Bananen), Gemüse, Milch, wenig Fett und Kohlenhydraten; Salz meiden.
- Gewicht tgl. kontrollieren.
- Bei längerfristiger Anwendung: Osteoporoseprophylaxe und Ulkusprophylaxe.

Hinterkopf

Indikation Rheumatische Erkrankungen im akuten und chronischen Stadium, allergische Reaktionen bes. im Bereich der Atemwege und der Haut, Erkrankungen innerer Organe (Lunge, Darm und Niere), Bluterkrankungen, Zustände nach Transplantationen sowie während einer Zytostatikabehandlung und Strahlentherapie, Substitutionsbehandlung bei Ausfall oder Funktionsstörung der Nebennierenrinde sowie Anwendung am Auge (schwere nichtinfektiöse entzündliche Erkrankungen des Auges) und in der Zahnheilkunde.

Dosierung Individuell und ausschleichend bei Einnahme >2Wo. Die Höhe der Dosis ist abhängig von Art und Schwere der Erkrankung und vom individuellen Ansprechen. Im Allgemeinen relativ hohe Initialdosen (bis 100mg), die je nach klinischer Symptomatik und Ansprechverhalten unterschiedlich schnell auf eine möglichst niedrige Erhaltungsdosis (im Allgemeinen 5–15 mgtgl.) reduziert wird. Speziell bei chronischen Erkrankungen ist oft eine Langzeitbehandlung mit niedrigen Erhaltungsdosen nötig. Bei Kindern wird vorsichtig und nach KG dosiert.

Interaktionen **Vorsicht:** Die gleichzeitige Anwendung von NSAID und Salicylaten erhöht die M/D-Blutungsgefahr. Wirkungsabschwächung von Antidiabetika und oralen Antikoagulanzien. Erhöhte Kaliumausscheidung durch Diuretika und Laxanzien. Wirkungsverstärkung von Herzglykosiden. Estrogenhaltige Kontrazeptiva verstärken die Wirkung von Prednisolon.

Verbesserung der Adhärenz Kombinationspräparate für verbesserte Wirkung und vereinfachte Anwendung: mit Salicylsäure (Alpicort® oder Alpicort® F (zusätzl. Estradiolbenzoat)), Clotrimazol und Hexamidindiisetionat (Imazol® comp. Creme) oder Oxytetracyclin (Oxytetracyclin-Prednisolon-Augensalbe JENAPHARM®).

Pregabalin

Präparate Lyrica®, Pregabalin-ratiopharm®, Pregabalin Hennig® und weitere Generika

Patientengespräch

Wirkung Das GABA(γ-Aminobuttersäure)-Strukturanalogon Pregabalin verringert im Gehirn die unkontrollierte Weiterleitung von elektrischen Signalen in den Nervenzellen. Dadurch werden überschießende Reaktionen, Krämpfe und Bewusstseinsstörungen vermindert. Außerdem können Nervenschmerzen und Angstzustände behandelt werden.

Einnahme Regelmäßige Einnahme zur gleichen Tageszeit.

UAW Sehr häufig zentralnervöse Störungen wie Benommenheit, Schläfrigkeit und Kopfschmerzen. Häufig M/D-Beschwerden, Mundtrockenheit und Gewichtszunahme.

Hinterkopf

Indikation Bei Epilepsie zur Zusatztherapie von partiellen Anfällen mit sekundärer Generalisierung, neuropathische Schmerzen und generalisierte Angststörungen.

Dosierung 150–600 mg/d in 2–3 ED, ein- und ausschleichend dosieren. Als Antiepileptikum nur in Komb. mit anderen Antiepileptika. Wirkeintritt bei neuropathischen Schmerzen und bei Epilepsie innerhalb 1 Wo. Sturzgefahr bei älteren Patienten. Suizidrisiko leicht erhöht.

Interaktionen **Vorsicht:** Alkohol verstärkt die Wirkung, Oxycodon verstärkt Benommenheit und Müdigkeit, Lorazepam wird in seiner Wirkung verstärkt.

Verbesserung der Adhärenz **Vorsicht:** Bei Frauen im gebärfähigen Alter ist eine wirksame Empfängnisverhütung unbedingt erforderlich.
Das Reaktionsvermögen kann eingeschränkt werden, insbesondere wenn zusätzlich Alkohol getrunken wird.

Quetiapin

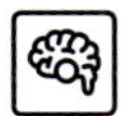

Präparate Seroquel®, Quetiapin-neuraxpharm®, Quetiapin-1 A Pharma® und weitere Generika

Patientengespräch

Wirkung Das atypische Neuroleptikum Quetiapin hat eine antipsychotische und sedierende Wirkung. Quetiapin dämpft psychomotorische Erregungszustände und verringert Spannungen, Wahn, Halluzinationen, Denkstörungen und Ich-Störungen. Zusätzlich werden z. B. die Erregbarkeit und die Stimmungslage günstig beeinflusst.

Einnahme Retardtbl. 1 × tgl. 1 h vor dem Essen; Filmtbl. 1–2 × tgl. je nach Indikation. Dosierung individuell, bis 800 mg/d, ein- und ausschleichende Gabe.

UAW Sehr häufig Schwindel, Somnolenz, Kopfschmerzen, extrapyramidale Symptome, Mundtrockenheit, Abnahme des Hämoglobins und Störungen der Blutlipide. Häufig M/D-Beschwerden, Tachykardie, Leukopenie, orthostatische Hypotonie, Ödeme, Gewichtszunahme, Hyperglykämie, suizidales Verhalten und Sehstörungen.
Vorsicht: In seltenen Fällen kann es zum sog. malignen neuroleptischen Syndrom kommen, hierbei treten u. a. hohes Fieber und Muskelstarre auf. In diesem Fall Quetiapin sofort absetzen und Notarzt rufen.

Lebensführung

- Meiden von Alkohol.
- Gewicht normalisieren und auf körperliche Bewegung achten, da das AM häufig zu einer Gewichtszunahme führen kann.
- Nicht zusammen mit Grapefruitsaft einnehmen.
- Beeinträchtigung des Reaktionsvermögens beachten.

- Besondere Aufmerksamkeit wegen eines erhöhten suizidalen Risikos, besonders zu Therapiebeginn.
- Auf gute Mundhygiene achten aufgrund der Nebenwirkung Mundtrockenheit.

Hinterkopf

Indikation Schizophrenie und bipolare Störungen: Zur Behandlung von mäßigen bis schweren manischen Episoden bei bipolaren Störungen, zur Behandlung von schweren depressiven Episoden bei bipolaren Störungen und zur Rückfallprävention von manischen oder depressiven Episoden bei Patienten mit bipolaren Störungen, die zuvor auf eine Quetiapin-Behandlung angesprochen haben.

Dosierung Individuell, bis 800 mg/d. Ein- und ausschleichende Dosierung.

Interaktionen Vorsicht: Alkohol, zentral wirksame AM und CYP3A4-Inhibitoren erhöhen die Quetiapin-Spiegel. Carbamazepin, Phenytoin u. a. CYP3A4-Induktoren und Thioridazin senken die Quetiapin-Spiegel. Bei der gleichzeitigen Einnahme von Lithium kommt es zu einer erhöhten Inzidenz von extrapyramidal assoziierten Ereignissen, Somnolenz und Gewichtszunahme. Bei der gleichzeitigen Gabe von Valproat ist das Leuko- und Neutropenierisiko erhöht. Es kommt zu WW mit Arzneimitteln, die Elektrolytstörungen oder QT-Intervall-Verlängerung verursachen können.

Ramipril

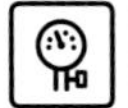 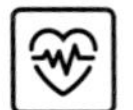

Präparate Delix®, Ramipril HEXAL®, Ramipril beta® und weitere Generika

Patientengespräch

Wirkung Der WS erweitert indirekt die Blutgefäße. Er verhindert im Körper die Freisetzung des Gewebshormons Angiotensin, welches ein Zusammenziehen der Blutgefäße und damit eine Blutdruckerhöhung bewirkt. Der blutgefäßerweiternde Effekt des WS wird zudem genutzt, um das Herz zu entlasten, das bei erweiterten Blutgefäßen gegen einen geringeren Widerstand arbeiten muss. Ramipril gehört zu den ACE-Hemmern.

Einnahme 1 × tgl. unzerkaut unabhängig von den Mahlzeiten möglichst immer zur selben Tageszeit.

UAW Häufig trockener Reizhusten, gelegentlich Kopfschmerzen, Schwindel, Sehstörungen, M/D-Beschwerden und Hautreaktionen. Hyperkaliämie (vor allem in Komb. mit Diuretika).
Vorsicht: Quincke-Ödem im Gesicht kann lebensbedrohlich sein. ACE-Hemmer sofort absetzen und Arzt aufsuchen.
Vorsicht: Der Reizhusten tritt bei bis zu 20 % der Patienten auf. Er wird durch eine Anreicherung von Bradykinin ausgelöst, tritt meist innerhalb der ersten 8 Wo nach Therapiebeginn auf, lässt sich nicht behandeln und verringert sich nicht bei Fortsetzung der Therapie. Meist muss auf einen WS der AT-II-Antagonisten (Sartane) umgestellt werden.
Vorsicht: Strenge Indikationsstellung bei Frauen im gebärfähigen Alter (hohes fetotoxisches Risiko): Zuverlässige Verhütung erforderlich.

Lebensführung

- Möglichst kochsalzarme Ernährung.
- Bei schwerer Herzinsuffizienz eingeschränkte Flüssigkeitszufuhr (max. 1,5 l/d).
- Bei Übergewicht kalorienreduzierte Kost, bei Fettstoffwechselstörungen gleichzeitig fettreduzierte Ernährung.
- Zusätzliche kardiovaskuläre Risiken verringern: Verzicht auf Alkohol und Zigaretten, Gewichtsnormalisierung, regelmäßige Bewegung (Ausdauersport).

Hinterkopf

Indikation Hypertonie und Herzinsuffizienz.

Dosierung Initial 1 × tgl. 2,5 mg, Dauertherapie 1 × tgl. 2,5–5 mg, in schweren Fällen bis zu 10 mg/d. Regelmäßige Einnahme nötig. Die Dosierung muss über 4 Wo langsam auftitriert werden. Die übliche Kombinationstherapie zur Prävention besteht aus ACE-Hemmer plus Betablocker plus Spironolacton.

Interaktionen Vorsicht: Kaliumpräparate und kaliumsparende Diuretika (Amilorid, Triamteren und Spironolacton) können zu einer Hyperkaliämie führen. Alkohol, Antihypertensiva und Hypnotika führen zu einem verstärkten Blutdruckabfall. ASS, NSAID und Sympathomimetika vermindern die Wirkung von Ramipril. Die blutzuckersenkende Wirkung von oralen Antidiabetika und Insulin wird verstärkt.

Verbesserung der Adhärenz

- Kombinationspräparate für verbesserte Wirkung und vereinfachte Einnahme: u. a. mit HCT (Delix® plus, Ramiclair® Plus), Amlodipin (Tonotec®), Felodipin (Delmuno®) oder Piretanid (Ramipril HEXAL® plus Piretanid).
- Der nachgewiesene Nutzen zur kardiovaskulären Prävention steigt mit der Dosis, deshalb werden hohe Dosen („protect" 10 mg) bevorzugt eingesetzt.

Rivaroxaban

Präparate Xarelto®

Patientengespräch

Wirkung Das Antikoagulans greift an einer zentralen Stelle in die Gerinnungskaskade ein. Es wirkt durch Hemmung eines Blutgerinnungsfaktors (Faktor-Xa), wodurch die Neigung des Blutes zur Bildung von Blutgerinnseln verringert wird.

Einnahme Je nach Indikation 1–2 × tgl.; Filmtbl. zu 10 mg können unabhängig von den Mahlzeiten eingenommen werden, Filmtbl. zu 15 und 20 mg müssen aufgrund der verminderten Resorption mit einer Mahlzeit eingenommen werden.

UAW Die wichtigste UAW ist das erhöhte Blutungsrisiko. Außerdem häufig auftretend: Anämie, Schwindel und Kopfschmerzen, Augeneinblutungen, Hypotonie, Hämatome, Zahnfleischbluten, gastrointestinale Blutungen und Nasenbluten.
Vorsicht: Rivaroxaban kann eine Blutung verursachen, die möglicherweise lebensbedrohlich ist. Sehr starke Blutungen können zu einem plötzlichen Abfall des Blutdrucks (Schock) führen. Nicht immer ist die Blutung sichtbar. Mögliche UAW, die ein Anzeichen einer Blutung sein können: langanhaltende oder sehr starke Blutung, außergewöhnliche Schwäche, Müdigkeit, Blässe, Schwindel, Kopfschmerzen, unerklärliche Schwellungen, Atemlosigkeit, Brustschmerzen oder Angina pectoris. In solchen Fällen umgehend Arzt informieren.

Lebensführung

- Antikoagulanzien-Ausweis mitführen und anstehende Operationen, Zahnarztbesuche und andere ärztliche Maßnahmen vorher besprechen.

∞ Hinterkopf

Indikation

- Prophylaxe venöser Thromboembolien (VTE) nach Hüft- oder Kniegelenkersatzoperationen.
- Prophylaxe von Schlaganfällen und systemischen Embolien bei erwachsenen Patienten mit nicht-valvulärem Vorhofflimmern und Risikofaktoren.
- Behandlung von tiefen Venenthrombosen (TVT) und Lungenembolien (LE) sowie Prophylaxe von rezidivierenden TVT und LE.
- Prophylaxe atherothrombotischer Ereignisse nach einem akuten Koronarsyndrom, zusätzlich eingenommen zu ASS allein oder zu ASS plus Clopidogrel oder Ticlopidin.

Dosierung Je nach Indikation variierend. Bei Patienten mit Hüft- und Kniegelenkoperationen 1 × tgl. 10 mg, bei Vorhofflimmern 1 × tgl. 20 mg; zur Behandlung von TVT sowie zur Sekundärprophylaxe von TVT und LE nach TVT werden initial 2 × tgl. 15 mg über 3 Wo, dann 1 × tgl. 20 mg angewandt. Prophylaxe atherothrombotischer Ereignisse nach einem akuten Koronarsyndrom: 2 × tgl. 2,5 mg.

Interaktionen Vorsicht: IA-Potenzial mit gleichzeitig gegebenen Induktoren oder Inhibitoren von P-Glykoprotein und CYP3A4: Keine Komb. mit Azol-Antimykotika, HIV-Proteaseinhibitoren, Rifampicin, Johanniskraut und Carbamazepin. **Vorsicht** bei gleichzeitiger Gabe von gerinnungshemmenden AM wie NSAID und Thrombozytenaggregationshemmern.

Sonstiges Vorsicht: Rivaroxaban unterliegt einer zusätzlichen Überwachung. Jeder Verdachtsfall einer Nebenwirkung sollte gemeldet werden. Hilfreich sind auch die für jedes NOAK mit dem Bundesinstitut für Arzneimittel und Medizinprodukte (BfArM) abgestimmten Schulungsmaterialien, erkennbar an der „Blauen Hand". Diese enthalten Informationen zur korrekten Umstellung von oder auf VKA, zum Vorgehen bei elektiven und bei Notfall-Eingriffen sowie zu Überdosierungen und Blutungen.

Salbutamol

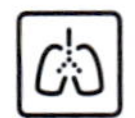

Präparate Inhalationssysteme wie Apsomol® N Dosieraerosol, Broncho-spray® Autohaler®, Cyclocaps® Salbutamol Inhalationskapseln, Salbu Easy-haler® usw., Salbubronch® Elixier zum Einnehmen und weitere Präparate

Patientengespräch

Wirkung Salbutamol bindet in den Bronchien an β-Rezeptoren und bewirkt dadurch eine Erschlaffung der Bronchialmuskulatur. Die verkrampften und verengten Bronchien weiten sich und die Atmung wird erleichtert. Als inhalatives, rasch wirkendes β_2-Sympathomimetikum gilt Salbutamol als Mittel der 1. Wahl zur Bedarfsbehandlung einer akuten Bronchialverengung. Die erweiternde Wirkung tritt innerhalb weniger min nach Anwendung ein und hält ca. 3–6 h an.

Einnahme Oral als Tr.: Erw. und Kinder ab 7 J: 3–4 × tgl., Säuglinge, Kleinkinder und Kinder: individuell bzw. ab 2 J: 2–4 × tgl..
Inhalative Akutbehandlung: Erw. und Kinder > 12 J erhalten 1–2 Sprühstöße im Abstand von 1 min, Kinder von 4–12 J 1 Sprühstoß.
Inhalative Dauerbehandlung: Erw. und Kinder > 12 J erhalten 3–4 × tgl. 1–2 Sprühstöße, Kinder von 4–12 J: 3–4 × tgl. 1 Sprühstoß.
Die anderen Darreichungsformen (Ampullen, Inhalationslsg. usw.) entsprechen von der Häufigkeit her der Gabe der Sprühstöße.

UAW Dosisabhängig und meistens in der Einstellungsphase Übelkeit, Unruhe, vom Patienten selbst als ungewöhnlich wahrgenommene Herzaktionen und Tremor.

Lebensführung

- Prävention von Asthma: Auslöser vermeiden, bei allergisch bedingtem Asthma Hyposensibilisierung in Erwägung ziehen.
- Raucherentwöhnung bei Rauchern.
- Nichtmedikamentöse Behandlung: Asthmaschulung, Physiotherapie, körperliches Training.

Hinterkopf

Indikation Akut und vorbeugend gegen Asthma.

Dosierung Es sind verschiedenste inhalative Darreichungsformen im Handel wie z. B. Dosieraerosole, Fertiginhalate, Inhalationslsg., Autohaler®, Inhalationskps., Easyhaler® usw.
Inhalationslsg. für Pari Boy® und andere Vernebler-Systeme werden mit ca. 3 ml Kochsalzlsg. verdünnt.

Interaktionen Vorsicht: Betablocker schwächen Salbutamol in seiner Wirkung ab. Antidiabetika werden durch Salbutamol ihrerseits in ihrer Wirkung abgeschwächt. Diuretika erhöhen die Gefahr einer Hypokaliämie. Theophyllin kann zu tachykarden Herzrhythmusstörungen und Hypokaliämie führen.

Verbesserung der Adhärenz

- Kombinationspräparate für verbesserte Wirkung und vereinfachte Anwendung: mit Ipratropiumbromid (Ipratropium Teva® Inhalationsampullen, SalbuHEXAL® plus Ipratropium Lösung für einen Vernebler).
- Kindern kann die Inhalation mit einem Spacer erleichtert werden.
- **Vorsicht:** Sichergehen, dass Patient mit der Anwendung des jeweiligen Inhalationssystems vertraut ist. Falls Patient Schwierigkeiten hat, kann auf andere Systeme umgestellt werden, z. B. atemzuginduzierter Autohaler® statt Dosieraerosol. Pharmazeutische Bedenken geltend machen, wenn aufgrund der Rabattverträge innerhalb verschiedener Systeme ausgetauscht werden muss und die Compliance dadurch gefährdet wird.

Simvastatin

Präparate Zocor®, Simvabeta®, SimvaHEXAL® und weitere Generika

Patientengespräch

Wirkung Das Statin senkt den Blutfettspiegel, indem es die körpereigene Cholesterinherstellung aus der Nahrung hemmt. Dadurch wird im Folgenden mit der Nahrung aufgenommenes und weniger vom Körper selbst hergestelltes Cholesterin von der Leber aufgenommen, dort verarbeitet und anschließend ausgeschieden. Der Anteil an in der Blutbahn zirkulierenden Fetten wird somit reduziert und deren Anlagerung an die Gefäßinnenwände vermindert. Die Zusammensetzung der Blutfette wird außerdem zugunsten der besser verträglichen Variante (HDL-Cholesterin) verschoben.

Einnahme **Abends** unzerkaut mit ausreichend Flüssigkeit unabhängig von der Mahlzeit.

UAW Gelegentlich Kopfschmerzen, M/D-Beschwerden, Muskelschmerzen und Krämpfe, reversibler Anstieg der Serum-Transaminase. **Vorsicht:** Beim Auftreten von Muskelbeschwerden ist an eine Myopathie oder Rhabdomyolyse zu denken. Therapie unterbrechen und Arzt aufsuchen.

Lebensführung

- Auf gesunde, cholesterinarme und fettmodifizierte Ernährung achten und Übergewicht auf BMI < 25 reduzieren.
- Regelmäßige Bewegung, z. B. moderates dynamisches Training für mind. 20 min an 5–7 d/Wo.
- Nicht rauchen.
- Wirksame Kontrazeption bei Frauen im gebärfähigen Alter nötig.

➿ Hinterkopf

Indikation Erhöhte Blutfettwerte (Cholesterinspiegel) und Prävention von Herzinfarkt und Schlaganfällen bei erhöhten Cholesterinwerten.

Dosierung 1 × tgl. 5–40 mg, max. 80 mg, Dosisanpassung frühestens nach 4 Wo.

Interaktionen Vorsicht: Da Simvastatin durch das CYP3A4-Isoenzym verstoffwechselt wird, sind durch Überdosierung oder IA mit anderen Pharmaka Myotoxizität und im Extremfall Rhabdomyolyse möglich. Durch die gleichzeitige Anwendung von CYP3A4-Inhibitoren (z. B. Grapefruit(saft), Diltiazem und Verapamil) erhöht sich die Konzentration an Simvastatin im Körper. Bei der gleichzeitigen Gabe zusammen mit anderen AM, die ein Myopathie-induzierendes Potenzial aufweisen (Fibrate und Ezetimib), kann das Risiko einer Myopathie erhöht sein.

Verbesserung der Adhärenz

- Kombinationspräparate für verbesserte Wirkung und vereinfachte Einnahme: mit Ezetimib (Inegy®).
- Die Einnahme abends ist wichtig, da zu diesem Zeitpunkt die körpereigene Cholesterinsynthese höher ist.

Sitagliptin

Präparate Januvia®, Xelevia®

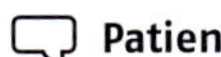

Wirkung Sitagliptin senkt den Blutzuckerspiegel bei Diabetikern, indem es die körpereigene Insulinproduktion der Bauchspeicheldrüse anregt. Durch das Insulin wird im Blut transportierter Zucker verstärkt in die Körperzellen aufgenommen und somit der Blutzuckerspiegel gesenkt. Der WS kann jedoch nur dann wirken, wenn die Bauchspeicheldrüse grundsätzlich noch funktioniert.

Einnahme 1 × tgl. unzerkaut unabhängig von der Mahlzeit.

UAW Hypoglykämie (häufig bei Kombination mit einem Sulfonylharnstoff und häufig bis sehr häufig bei Kombination mit Metformin), häufig Kopfschmerzen.

Vorsicht: Es sind schwerwiegende Überempfindlichkeitsreaktionen oder eine akute Pankreatitis (anhaltend starke Bauchschmerzen) möglich. Bei Verdacht auf eine dieser Erkrankungen Sitagliptin sofort absetzen und Arzt aufsuchen.

Lebensführung

- Diät einhalten, Übergewicht auf BMI < 25 reduzieren.
- Körperliche Überanstrengung meiden. Bei Kombination mit Insulin oder Sulfonylharnstoffen kann es zu Unterzuckerungen kommen.
- Alkoholhaltige Getränke einschränken.
- Nicht rauchen.
- In Kombination mit Sulfonylharnstoffen oder mit Insulin kann es zu einer Unterzuckerung (Hypoglykämie) kommen, die die Verkehrstüchtigkeit und das Bedienen von Maschinen sowie eine Tätigkeit ohne sicheren Stand beeinflussen kann.

∞ Hinterkopf

Indikation Typ-2-Diabetes. Der Dipeptidylpeptidase-4-Inhibitor Sitagliptin wird als Monotherapie bzw. in Kombination mit einem PPARγ-Agonisten, mit Metformin, mit einem Sulfonylharnstoff oder Insulin bzw. als Dreifach-Therapie mit Metformin und einem Sulfonylharnstoff angewendet. Um das Hypoglykämie-Risiko zu senken, kann bei Kombination mit einem Sulfonylharnstoff oder Insulin eine niedrigere Dosis der Kombinationspartner in Betracht gezogen werden.

Dosierung 1 × tgl. 100 mg.

Interaktionen Vorsicht: Starke CYP3A4-Inhibitoren (z. B. Ketoconazol, Itraconazol, Ritonavir und Clarithromycin) können bei schwerer Nierenfunktionsstörung die Sitagliptin-Ausscheidung verändern. Bei Risikopatienten sind erhöhte Digoxin-Spiegel möglich.

Verbesserung der Adhärenz Kombinationspräparate für verbesserte Wirkung und vereinfachte Einnahme: mit Metformin (Janumet®, Velmetia®) oder Ertugliflozin (Steglujan®). Die Kombination mit dem SGLT-2-Inhibitor Ertugliflozin kommt zusätzlich zu Diät und Bewegung zum Einsatz, wenn der Blutzucker durch Metformin und/oder Sulfonylharnstoffe oder einem der Einzelwirkstoffe von Steglujan® nicht ausreichend gesenkt wurde.

Spironolacton

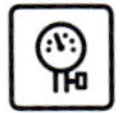

Präparate Aldactone®, Spironolacton-ratiopharm®, Spironolacton HEXAL® und weitere Generika

Patientengespräch

Wirkung Spironolacton unterdrückt die Wirkung des körpereigenen Hormons Aldosteron, welches die Ausscheidung von Wasser und Salzen über die Niere regelt. Dadurch wird die Ausscheidung von Natrium- und Chlorid-Ionen aus dem Körper gefördert, gleichzeitig Wasser ausgeschwemmt und die Menge an Kaliumionen im Körper erhöht. Der WS beseitigt vor allem Wassereinlagerungen (Ödeme), die durch eine verstärkte Aktivität von Aldosteron entstanden sind.

Einnahme Tbl. unzerkaut mit ausreichend Flüssigkeit kurz vor der Mahlzeit einnehmen.

UAW Häufig Gynäkomastie (gutartige Vergrößerung der Brustdrüsen beim Mann), gesteigerte Berührungsempfindlichkeit der Brustwarzen und Brustspannung, Hyperurikämie, Hyperkaliämie (insbes. bei Nierenfunktionsstörung lebensbedrohlich) und weitere Elektrolytstörungen.

Lebensführung

- Patienten, die Spironolacton einnehmmen, sollten auf eine ausreichende Flüssigkeitsaufnahme achten.
- Kein ASS zur Schmerztherapie anwenden.
- Keine größeren Mengen Lakritze essen.
- Alkohol meiden.
- Die Gefahr einer Hyperkaliämie steigt durch eine zusätzliche Kaliumzufuhr, z. B. durch Mineralstoffpräparate oder Kochsalzersatzprodukte. Kaliumpräparate sind grundsätzlich in der Selbstmedikation kontraindiziert.

Hinterkopf

Indikation

- Primärer Hyperaldosteronismus (Überproduktion von Aldosteron in der Nebenniere), sofern nicht eine Operation angezeigt ist.
- Ödeme (Wassereinlagerungen) und/oder Aszites (Bauchwassersucht) bei Erkrankungen, die mit einem sekundären Hyperaldosteronismus einhergehen.
- Hypertonie.
- Nephrotisches Syndrom.

Dosierung Initial 1–2 × tgl. 100 mg über 3–6 d; Erhaltungsdosis: 50–100 mg/d; max. 200 mg/d; die Erhaltungsdosis kann tgl., jeden 2.Tag oder jeden 3. Tag verabreicht werden. **Vorsicht:** Die Gabe von Spironolacton sollte auf einen mögl. kurzen Zeitraum begrenzt sein, bei Kindern max. 30 d. Regelmäßige Kontrolle der Elektrolyte, bes. bei Kalium sowie Kreatinin, Harnstoff und Harnsäure und des Säure-Basen-Status. Der durch die Diurese hervorgerufene Gewichtsverlust sollte 1 kg/d nicht übersteigen.

Interaktionen Vorsicht: ASS, Kaliumpräparate und NSAID schwächen Spironolacton in seiner Wirkung ab. Kaliumsparende Diuretika, ACE-Hemmer und Cotrimoxazol verstärken eine Hyperkaliämie. Andere Diuretika und Antihypertensiva sowie Digoxin werden in ihrer Wirkung verstärkt. Bei Kombinationen mit ACE-Hemmern, Furosemid oder NSAID ist ein akutes Nierenversagen möglich. Neomycin und Salicylate sowie Phenytoin schwächen Spironolacton in seiner Wirkung ab. Bei der Einnahme von ACE-Hemmern ist ein massiver Blutdruckabfall, Schock und Nierenversagen möglich. Auch durch die regelmäßige hochdosierte Einnahme von Laxanzien (z. B. Anthranoide, Bisacodyl und Natriumpicosulfat) ist eine Hypokaliämie möglich.

Verbesserung der Adhärenz Kombinationspräparate für verbesserte Wirkung und vereinfachte Einnahme: mit Furosemid (Spiro comp.-ratiopharm®, Spiro comp. forte-ratiopharm®) oder HCT (Spironothiazid®).

Sonstiges Die Anwendung von Spironolacton kann bei Dopingkontrollen zu positiven Ergebnissen führen.

Tamsulosin

Präparate Tadin®, Alna® Ocas®, Prostacure® und weitere Generika

Patientengespräch

Wirkung Tamsulosin bewirkt eine Relaxation der glatten Harnblasenmuskulatur sowie der Muskulatur von Prostata und Harnröhre. Dies führt zu einem erleichterten Harnabfluss.

Einnahme Regelmäßig 1 × tgl. morgens nach dem Frühstück bzw. nach der ersten Mahlzeit des Tages im Stehen oder im Sitzen unzerkaut einnehmen.

UAW Häufig Schwindel und Hypotonie (**Vorsicht** im Straßenverkehr) und Ejakulationsstörungen.

∞ Hinterkopf

Indikation Selektiver α_1-Adrenozeptor-Antagonist zur Behandlung von Symptomen des unteren Harntrakts bei benigner Prostatahyperplasie wie Harndrang, Blasenentleerungsstörungen etc.

Dosierung 1 × tgl. 0,4 mg Tamsulosinhydrochlorid.

Interaktionen Vorsicht: weitere α_1-Blocker (verstärkter Blutdruckabfall möglich), Diclofenac und Warfarin können die Eliminationsrate von Tamsulosin erhöhen.

Verbesserung der Adhärenz Kombinationspräparate für verbesserte Wirkung und vereinfachte Anwendung: mit dem 5α-Reduktasehemmer Dutasterid (Duodart®).

Tilidin/Naloxon

Präparate Valoron® N retard, Tilidin comp. STADA®, Tilidin AbZ Tropfen und weitere Generika

Patientengespräch

Wirkung Das AM besteht aus einer WS-Kombination. Das stark wirksame Opioid-Analgetikum Tilidin wirkt schmerzlindernd, indem es im Gehirn die Schmerzwahrnehmung und die Intensität der Schmerzempfindung herabsetzt. Der zusätzlich enthaltene Opioidrezeptor-Antagonist Naloxon erhöht die sichere Anwendung von Tilidin, indem er bei einer Überdosierung oder bei missbräuchlichem Spritzen von Tilidin dessen Wirkung aufhebt.

Einnahme Retardtbl. oder Lsg. unabhängig von den Mahlzeiten mit ausreichend Flüssigkeit.

UAW Sehr häufig zu Behandlungsbeginn Übelkeit und Erbrechen, was bei weiterer Behandlung jedoch nachlässt. Häufig Durchfall und Bauchschmerzen sowie zentralnervöse Störungen wie Schwindel, Benommenheit oder Kopfschmerzen.

Lebensführung

- Körperliche Belastung meiden, um UAW zu vermindern, bei Schwindel hinlegen.
- Möglichst keinen Alkohol trinken.

ꝏ Hinterkopf

Indikation Starke und sehr starke, akute und chronische Schmerzzustände, wie z. B. nach Operationen oder Herzinfarkt, Tumorschmerzen usw.

Dosierung Erw. und Jugendliche >14 J: Retardtbl.: 2 × tgl. 50–100 mg Tilidinhydrochlorid; Dosis kann bis auf 200 mg gesteigert werden, falls Wirkung unzureichend. Lsg./Dosierpumpe: bis zu 6 × tgl. 20–40 Tr. bzw. 4–8 Hübe (entspricht 50–100 mg). Max. TD 600 mg.
Vorsicht: Gewöhnungseffekt. Nach längerem Gebrauch Dosis schrittweise reduzieren. Bei chronischen Schmerzen Dosierung nach festem Zeitplan. Für die Akutbehandlung reicht oft eine Einmalgabe, ggf. kann das Analgetikum auch mehrmals tgl. über mehrere Tage eingenommen werden. Grundsätzlich sollte die kleinste analgetisch wirksame Dosis gegeben werden. Um missbräuchlicher Anwendung vorzubeugen, wird Tilidin zur oralen Einnahme nur in fixer Komb. mit Naloxon im Mischverhältnis 50 : 4 verabreicht, deshalb die Stärken 50 mg/4 mg, 100 mg/8 mg, 150 mg/12 mg oder 200 mg/16 mg auf den Packungen.
Im Handel gibt es Retardtbl. und Lsg. Die Lsg. gibt es mit und ohne Dosierpumpe. Bei Rabattarzneimitteln Austausch beachten und ggf. Pharmazeutische Bedenken geltend machen.

Interaktionen Vorsicht: In Komb. mit Alkohol oder Beruhigungsmitteln kommt es zu verstärkten Wirkungen auf das ZNS. Die Komb. mit anderen Opioiden führt zu nicht abschätzbaren WW und sollte unterlassen werden. Die Komb. mit anderen zentral dämpfenden AM kann zu Atemstillständen führen.

Sonstiges Vorsicht: Die flüssigen Darreichungsformen fallen unter das Betäubungsmittelgesetz und können nur auf einem BtM-Rezept verordnet werden.

Torasemid

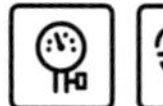
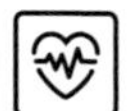

Präparate Torem®, Unat®, Torasemid-ratiopharm® und weitere Generika

Patientengespräch

Wirkung Der WS fördert die renale Ausscheidung von Natrium-, Kalium- und Chloridionen aus dem Körper durch Hemmung der Rückresorption im aufsteigenden Schenkel der Henle-Schleife. Gleichzeitig schwemmt er vermehrt Wasser aus. Dadurch senkt er den Blutdruck und beseitigt Wassereinlagerungen (Ödeme).

Einnahme 1 × tgl. morgens 1 Tbl. unabhängig von einer Mahlzeit.

UAW Häufig Kopfschmerzen, Schwindel, Wadenkrämpfe, Muskelverspannung und M/D-Beschwerden.

Lebensführung

- Auf kaliumreiche Ernährung achten (z. B. Bananen, getrocknete Aprikosen).
- Mäßiger Kochsalzkonsum.

Hinterkopf

Indikation Bluthochdruck, Wassereinlagerungen im Gewebe (Ödeme) aufgrund einer Herzmuskelschwäche und bei stark verminderter Nierenfunktion zur Aufrechterhaltung einer Rest-Diurese.

Dosierung Initial 1 × tgl. 2,5 mg morgens, Steigerung nach 12 Wo auf 5 mg/d, max. 20 mg/d.

Interaktionen **Vorsicht:** Laxanzien (z. B. Anthranoide, Bisacodyl und Natriumpicosulfat) und Glucocorticoide steigern das Risiko einer Hypokaliämie. NSAID und ASS in analgetischer Dosierung schwächen die diuretische/blutdrucksenkende Wirkung ab. Herzglykoside führen zu einer Toxizitätssteigerung.

Verbesserung der Adhärenz

- Um die Nachtruhe nicht zu stören, nicht abends einnehmen.
- Diabetiker und Gichtpatienten sollten wegen der potenziellen Nebenwirkungen häufigere Blutzucker- bzw. Harnsäurekontrollen durchführen.

Tramadol

Präparate Tramal®, Tramagit®, Tramadolor® und weitere Generika

Patientengespräch

Wirkung Tramadol zählt zu den schwach wirksamen Opioid-Analgetika der WHO (Weltgesundheitsorganisation) Stufe II und wirkt als Agonist an Opioidrezeptoren. Der WS wirkt schmerzlindernd, indem er die Schmerzwahrnehmung und die Intensität der Schmerzempfindung herabsetzt.

Einnahme Peroral und schnell freisetzend: bis zu 4 × tgl., retardiert: 2 × tgl. unabhängig von den Mahlzeiten mit ausreichend Flüssigkeit.

UAW Sehr häufig Übelkeit und Schwindel, häufig Kopfschmerzen, Benommenheit, Schwitzen, Erschöpfung, Obstipation und Mundtrockenheit. **Vorsicht:** Der WS birgt ein hohes Abhängigkeitspotenzial.

Lebensführung

- Möglichst keinen Alkohol trinken, da sich Tramadol und Alkohol in ihren Wirkungen auf das ZNS gegenseitig verstärken.
- Auch bei bestimmungsgemäßem Gebrauch sind Benommenheit und Schwindel als UAW möglich: Beeinträchtigung des Reaktionsvermögens.

ꝏ Hinterkopf

Indikation Starke bis mäßig starke Schmerzen.

Dosierung Bis zu 4 × tgl. 50–100 mg oder retardiert 2 × tgl. 100–200 mg, max. TD 400 mg. Bei Kindern < 12 J wird Tramadol nach KG dosiert. Grundsätzlich sollte die kleinste analgetisch wirksame Dosis gegeben werden. Bei der chronischen Anwendung sollte die Dosierung nach einem festen Zeitplan erfolgen. Ausschleichend dosieren, um ein Entzugssyndrom zu verhindern. Im Handel gibt es retardierte Arzneiformen wie Kps. und Tbl., schnell freisetzende Formen wie Tbl., Brausetbl., Tr., Lsg., Ampullen/ Injektionslsg. und Zäpfchen.
Vorsicht: Die Lsg. gibt es mit und ohne Dosierpumpe. Bei Rabattarzneimitteln Austausch beachten und ggf. Pharmazeutische Bedenken geltend machen.

Interaktionen Vorsicht: In Komb. mit Alkohol oder zentral wirksamen WS kommt es zu verstärkten Wirkungen auf das ZNS. Neuroleptika, selektive Serotonin-Wiederaufnahmehemmer und trizyklische Antidepressiva erhöhen das Risiko von Krampfanfällen. Die gleichzeitige Anwendung von Tramadol und serotonergen WS kann zu einem Serotonin-Syndrom führen. Erhöhte Blutungsgefahr bei Einnahme von oralen Antikoagulanzien. Carbamazepin schwächt Tramadol in seiner Wirkung ab.

Verbesserung der Adhärenz Kombinationspräparate für verbesserte Wirkung und vereinfachte Einnahme: mit Paracetamol (Zaldiar® 37,5 mg/ 325 mg, Tramadolhydrochlorid/Paracetamol STADA® 37,5 mg/325 mg).

Valsartan

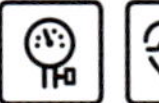
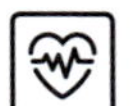

Präparate Diovan®, Valsacor®, Valsartan-1 A Pharma® und weitere Generika

Patientengespräch

Wirkung Valsartan erweitert indirekt die Blutgefäße. Um das zu erreichen, blockiert es im Körper die Bindungsstellen von Botenstoffen, sogenannte Angiotensinrezeptoren. Angiotensin ist ein Botenstoff, der ein Zusammenziehen der Blutgefäße und damit eine Blutdruckerhöhung bewirkt.

Einnahme 1 × tgl. unzerkaut mit ausreichend Flüssigkeit unabhängig von einer Mahlzeit. Die erwünschte Blutdrucksenkung wird im Wesentlichen nach 4 Wo erreicht.
Vorsicht: Strenge Indikationsstellung bei Frauen im gebärfähigen Alter (hohes fetotoxisches Risiko): Zuverlässige Verhütung erforderlich.

UAW Orthostatische Hypotonie.

Lebensführung

- Auf gesunde Ernährung achten und Übergewicht auf BMI < 25 reduzieren, Kochsalzkonsum (max. 5–6 g/d) und Alkoholkonsum (max. 20 g/d bei Männern und max. 10 g/d bei Frauen) einschränken.
- Regelmäßige Bewegung, z. B. moderates dynamisches Training für mind. 20 min an 5–7 d/Wo.
- Nicht rauchen.

Hinterkopf

Indikation Hypertonie, Herzinsuffizienz.

Dosierung 1 × tgl. 80–160 mg, max. 2 × tgl. 160 mg, in der ärztlichen Therapie meist Dauermedikation. Im Handel gibt es Tbl. und Lsg. (mit 3 mg/ml).

Interaktionen **Vorsicht:** Kaliumpräparate, kaliumsparende Diuretika und Heparin können zu erhöhten Kalium-Serumspiegeln führen. Antihypertensiva wie z. B. Betablocker, Calciumantagonisten und Diuretika können einen verstärkten Blutdruckabfall verursachen. Erhöhte Toxizität von Lithiumsalzen. Dauerhaft eingenommene NSAID schwächen die Wirkung von Valsartan ab.

Verbesserung der Adhärenz Kombinationspräparate für verbesserte Wirkung und vereinfachte Einnahme: mit HCT (CoDiovan®, CoDiovan® forte, Valsartan comp. Generika) oder Amlodipin (u. HCT) (Dafiro HCT®, Exforge HCT®).

Venlafaxin

Präparate Trevilor® retard, Venlafaxin – 1 A Pharma®, Venlafaxin Heumann und weitere Generika

Patientengespräch

Wirkung Venlafaxin greift in die Übermittlung von Signalen im Gehirn ein, indem es die Wirkungsdauer von stimmungsaufhellend wirkenden Botenstoffen im Gehirn erhöht. Dadurch wird Depressionen und Ängsten entgegengewirkt und allgemein die Stimmungslage verbessert.

Einnahme Tbl. 2 × tgl. mit der Mahlzeit, Retardtbl. 1 × tgl. mit der Mahlzeit unzerkaut.

UAW Sehr häufig Kopfschmerzen, Schwitzen, Übelkeit und Mundtrockenheit, häufig weitere M/D-Beschwerden, Palpitationen (vom Patienten selbst als ungewöhnlich wahrgenommene Herzaktionen), Blutdruckanstieg und Vasodilatation, erhöhte Cholesterinwerte, psychiatrische und zentralnervöse Störungen, Sehstörungen, sexuelle Störungen, Menstruationsstörungen, Dysurie und Pollakisurie (Harnblasenentleerungsstörungen).
Vorsicht: Regelmäßige Blutdruckkontrolle und Kontrolle der Cholesterinwerte bei Langzeittherapie empfohlen. Suizidgefahr: Patient sollte bei suizidalen Gedanken unbedingt den Arzt aufsuchen.

Lebensführung

- Meiden von Alkohol.
- Entspannungstechniken wie autogenes Training oder progressive Muskelrelaxation lernen.
- Aufgrund der Mundtrockenheit auf gute Mundhygiene achten.
- Urteilsvermögen, Denkvermögen und motorische Fähigkeiten können während der Therapie beeinträchtigt sein: Die Fähigkeit, ein Fahrzeug zu führen oder gefährliche Maschinen zu bedienen, kann während der Therapie eingeschränkt sein.

Hinterkopf

Indikation Das Antidepressivum aus der Wirkstoffgruppe der Serotonin-Noradrenalin-Wiederaufnahmehemmer (SNRI) wird bei Depressionen, Panikstörungen und Angsterkrankungen bei Erwachsenen angewendet.

Dosierung Tbl.: initial 2 × tgl. 37,5 mg, max. 375 mg/d verteilt auf 3 ED; Dosissteigerung allgemein in Abständen von 2 Wo, frühestens jedoch nach 4 d.
Retardformen: bei Depression initial 1 × tgl. 75 mg, max. 375 mg/d. Bei sozialer Angststörung initial 1 × tgl. 75 mg, max. 225 mg/d. Dosissteigerung allgemein in Abständen von 2 Wo.
Vorsicht: Ausschleichende Dosierung erforderlich. Eine Therapie mit Antidepressiva sollte über mind. sechs Monate erfolgen, auch wenn die Remission bereits eingesetzt hat. Die Behandlung sollte regelmäßig neu überprüft werden.

Interaktionen **Vorsicht:** Keine Erfahrung mit zentral wirksamen AM. MAO-Hemmer (lebensbedrohliche Interaktion mögl.). Lithium und Triptane, SSRI, SNRI, Methylenblau, Sibutramin, Tramadol, Johanniskraut, Tryptophan, Antipsychotika und andere Dopaminantagonisten können ein Serotonin-Syndrom verursachen. Imipramin und CYP3A4-Inhibitoren können Venlafaxin in seiner Wirkung verstärken. Des Weiteren sind WW mit Metoprolol, Antidiabetika und AM, die das QT-Intervall verlängern, möglich.

Zolpidem

Präparate Stilnox®, Bikalm®, Zolpidem-ratiopharm® und weitere Generika

Patientengespräch

Wirkung Das Hypnotikum wirkt vor allem schlaffördernd und beruhigend, indem es im Gehirn an speziellen Bindungsstellen angreift. Durch die WW mit den Bindungsstellen wird die Wirkung von körpereigenen, entspannend und einschläfernd wirkenden Substanzen verstärkt.

Einnahme Abends unmittelbar vor dem Schlafengehen mit ausreichend Flüssigkeit. Die nächtliche Ruhephase sollte mind. 7 h betragen, um die Gefahr von Nachwirkungen am Folgetag gering zu halten.

UAW Hangover-Effekte am Folgetag (Benommenheit, Schläfrigkeit und herabgesetztes Reaktionsvermögen), Schwindel, Kopfschmerzen, Sehstörungen, häufig anterograde Amnesie (Gedächtnisstörung).

Lebensführung

- Auf gute „Schlafhygiene" achten: Einen regelmäßigen Zubettgeh- und Aufsteh-Rhythmus einhalten, günstige äußere Schlafbedingungen schaffen (ruhiger, abgedunkelter Raum, ausreichend großes Bett usw.), Mittagsschlaf oder „Nickerchen" vermeiden, keine geistigen oder körperlichen Überanstrengungen vor dem Zubettgehen.
- Vermeiden von Alkohol, Nikotin und anderen psychotropen Substanzen.
- Spätnachmittags und abends Kaffeekonsum einschränken.

ꝏ Hinterkopf

Indikation Schlafstörungen.

Dosierung Patienten < 65 J: max. 10 mg/d, Patienten > 65 J, geschwächte Patienten und Patienten mit Leberfunktionsstörungen: max. 5 mg/d. Dosierung ausschleichen. Die Behandlungsdauer sollte einschließlich Absetzphase 4 Wo nicht übersteigen.
Vorsicht: Hohes Abhängigkeitspotenzial. Sturzgefahr bei älteren Menschen.

Interaktionen **Vorsicht:** Alkohol und zentral dämpfende AM wie z. B. auch Antiallergika wie Diphenhydramin verstärken die Wirkung von Zolpidem. Muskelrelaxanzien werden in ihrer Wirkung verstärkt. CYP3A4-Inhibitoren (z. B. Antimykotika wie Clotrimazol oder Fluconazol, Makrolid-Antibiotika wie Erythromycin oder Roxithromycin, Serotonin-Wiederaufnahmehemmer wie Sertralin und Fluoxetin oder Calciumantagonisten, Amiodaron und Metronidazol) verstärken die Wirkung von Zolpidem.

Zopiclon

Präparate Ximovan®, Zopiclon-neuraxpharm®, Zopiclon HEXAL® und weitere Generika

Patientengespräch

Wirkung Das Hypnotikum wirkt vor allem schlaffördernd und beruhigend, indem es im Gehirn an speziellen Bindungsstellen angreift. Durch die WW mit den Bindungsstellen wird die Wirkung von körpereigenen, entspannend und einschläfernd wirkenden Substanzen verstärkt.

Einnahme Abends unmittelbar vor dem Schlafengehen mit ausreichend Flüssigkeit. Die nächtliche Ruhephase sollte mind. 7 h betragen, um die Gefahr von Nachwirkungen am Folgetag gering zu halten.

UAW Bitterer Geschmack, Hangover-Effekte am Folgetag (Benommenheit, Schläfrigkeit und herabgesetztes Reaktionsvermögen), Schwindel, Kopfschmerzen und Sehstörungen.

Lebensführung

- Auf gute „Schlafhygiene“ achten: Einen regelmäßigen Zubettgeh- und Aufsteh-Rhythmus einhalten, günstige äußere Schlafbedingungen schaffen (ruhiger, abgedunkelter Raum, ausreichend großes Bett usw.), Mittagsschlaf oder „Nickerchen“ vermeiden, keine geistigen oder körperlichen Überanstrengungen vor dem Zubettgehen.
- Vermeiden von Alkohol, Nikotin und anderen psychotropen Substanzen.
- Spätnachmittags und abends Kaffeekonsum einschränken.

ꝏ Hinterkopf

Indikation Schlafstörungen.

Dosierung 3,75–7,5 mg unmittelbar vor dem Schlafengehen. Dosierung ausschleichen. Die Behandlungsdauer sollte einschließlich Absetzphase 4 Wo nicht übersteigen.
Vorsicht: Hohes Abhängigkeitspotenzial. Sturzgefahr bei älteren Menschen.

Interaktionen **Vorsicht:** Alkohol und zentral dämpfende AM wie z. B. auch Antiallergika wie Diphenhydramin verstärken die Wirkung von Zopiclon. Muskelrelaxanzien werden in ihrer Wirkung verstärkt. CYP3A4-Inhibitoren (z. B. Antimykotika wie Clotrimazol oder Fluconazol, Makrolid-Antibiotika wie Erythromycin oder Roxithromycin, Serotonin-Wiederaufnahmehemmer wie Sertralin und Fluoxetin oder Calciumantagonisten, Amiodaron und Metronidazol) verstärken die Wirkung von Zopiclon.

Literatur

Ammon H, Schubert-Zsilavecz M. Hunnius, Pharmazeutisches Wörterbuch. 11. Aufl., Walter de Gruyter, Berlin 2014

Deutsche Gesellschaft für Ernährung. Presseinformation: Presse, DGE aktuell 09/2018 vom 16.04.2018: https://www.dge.de/presse/pm/alkoholkonsum-welche-mengen-sind-gesundheitlich-vertraeglich/ (Zugriff 09.07.2021)

Framm J et al. Arzneimittelprofile für die Kitteltasche. 6. Aufl., Deutscher Apotheker Verlag, Stuttgart 2018

Haffner S, Schultz O-E, Schmid W, Braun R. Normdosen gebräuchlicher Arzneistoffe und Drogen. 25. Aufl., Wissenschaftliche Verlagsgesellschaft Stuttgart, 2020

Immel-Sehr A. Beratung aktiv, Medizinisch-pharmazeutischer Leitfaden für die Kundenberatung in der Apotheke. 24. Aufl., Avoxa-Mediengruppe Deutscher Apotheker GmbH, Eschborn 2020

Lennecke K, Hagel K, Hendschler S. Rezept-Trainer 1. 2. Aufl., Deutscher Apotheker Verlag, Stuttgart 2015

Lennecke K et al. Rezept-Trainer 2. Deutscher Apotheker Verlag, Stuttgart 2014

Mutschler E et al. Mutschler Arzneimittelwirkungen. 11. Aufl., Wissenschaftliche Verlagsgesellschaft Stuttgart, 2020

Weitere Informationsquellen

ABDA-Datenbank

Awinta Apothekensoftware

Lauer Fischer Apothekensoftware

Fachinfo-Service® Fachinformationsverzeichnis Deutschland

IMS Health Pharmascope® National

Online „Medikamentencheck Arzneimittelinformationen" der Apothekenumschau

Pharmatrix-Arzneimittelinformationen

Pharmazeutische Zeitung Online

Deutsche Apotheker Zeitung Online

Deutsche Gesellschaft für Ernährung e. V. online

Gelbe Liste Pharmindex online

https://kbv.de/media/sp/Wirkstoff_AKTUELL_Sitagliptin.pdf

Sachregister

Die Autorin

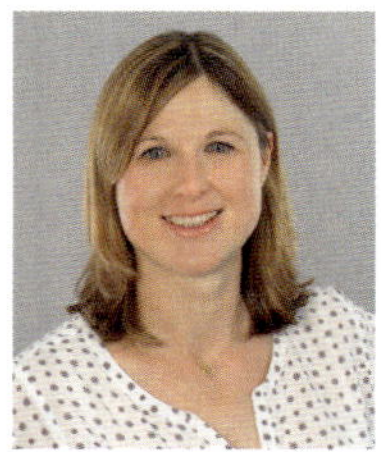

Stefanie Panusch, geborene Hendschler
Studium der Pharmazie an der Universität Regensburg. Approbation 2007. Weiterbildung zur Fachapothekerin für Allgemeinpharmazie (2010) und Weiterbildung Schwerpunkt Diabetes. Weiterbildung zur Ernährungsberaterin bei der Bayerischen Landesapothekerkammer (2016). Mitaútorin des „Rezept-Trainer 1" und des „Rezept-Trainer 2", erschienen beim Deutschen Apotheker Verlag. Beiträge in „Pädiatrische Pharmazie" (Schäfer/Ude/Ude) und in „Therapie-Profile" (Kirsten Lennecke), erschienen beim Deutschen Apotheker Verlag. Seit 2007 angestellte Apothekerin in verschiedenen Apotheken im Oberallgäuer Raum.